幸せを
引き寄せる
「香り」の習慣

Sweet-scented life for your happiness

成田麻衣子
アロマセラピスト

GENTOSHA
幻冬舎

幸せを引き寄せる
「香り」の習慣

はじめに

匂いは、私たちの心と暮らしを支配している

日本人は、「匂い」に敏感です。

日本人は比較的体臭が少ないので、その分、微妙な匂いの違いも嗅《か》ぎ取ることができるのではないかと思われます。季節に富んだ日本では、四季折々の花が咲き、その季節ごとの香りが風に乗って運ばれてきます。そんな自然の変化とともに生きてきた私たちが、匂いに敏感なのは当然かもしれません。

敏感だからこそ、悪臭に対して厳しいのが日本人です。古《いにしえ》の日本では、貴族はお香を楽しんできましたが、これも実は、悪臭対策だったようです（さらに防虫対策でもあったそうです）。今のように、洗濯や掃除のための家電品も洗剤もなかった時代です。冷蔵庫もなくて食品の保存も大変だったでしょうし、水洗トイレもないのですから、かつての暮らしは、今よりずっと「ニオイ」にあふれていたと思われます。そういう「ニオイ消し」の

ひとつとして、お香が使われたという一説もあります。

同じく、西洋ではニオイを消すために香水が用いられました。西欧人のほうが日本人より体臭が強いからか、強い香りのものが好まれたといいます。香水は肌に直接つけることも多いですが、お香はその煙を楽しんだり、着物に焚《た》きしめたり、と間接的に味わうもので、同じ「香り」といっても、付き合い方がだいぶ違います。香道においては、香りを「かぐ」ことを「聞く」といいますが、こんな表現ひとつとっても、日本人の香りの楽しみ方の繊細さがわかります。


さて、こんなふうに、私たちはいつの時代も、つねに「匂い」とともにありました。それが、清潔な環境が整ってくると、匂いをできるだけ排除して暮らすようになります。とくに、「消臭剤」はものすごい勢いで私たちの暮らしに入り込んできました。

ここで注目すべきは、ただ「消す」だけでなく、プラスして「香る」ことも求められているということ。洗剤、柔軟剤、ボディソープ、シャンプー、トイレの芳香剤に至るまで、「消す」＋「香る」がセットですよね。そして、みなさんも感じている通り、この「香り」のバリエーションが、最近急激に増えています。

この状況からわかるのは、**多くの人が「自分の好きな香りを探している」**ということです。自分の好きな匂いを見つけて、生活空間や身につけるものを、好きな香りで満たしたいという気持ち、私もよくわかります。実際、たったそれだけで幸せな気持ちになる、という経験をした人は、たくさんいるはずです。

本書の中で少しずつ説明していきますが、**五感に直接働きかける「匂い」は、人の心に直接的に作用する**のです。**いい匂いは心を整える力を持っていますから、私たちの日々だけでなく、人生も変えるくらい力のある**ものだと思うのです。

さて、香りのついた暮らしアイテムが人気になり、様々なものが出廻るようになりましたが、同時に、匂いに対して過剰に反応する人が出てきたのも事実です。

好きな匂いもあれば、嫌いなニオイもある。本人が「いい匂い」と思っても、他人からしたら「強すぎてクサイ」ということもある――。

これはマナーの問題になりますが、料亭やレストランに強い香水をつけてくることは、料理の風味を損なうし、周囲の人の食事の楽しみを奪うことにもなりますね。

また、少し前に、強い匂いの柔軟剤を使っている人に対して、「悪臭で迷惑だ」と訴えたということが話題になりました。

ひとことで「いい匂い」と言っても、簡単に片づけられないのが難しいところです。それは私たち一人ひとりの体臭が違うように、匂いの感じ方も違うからなのです。

探そう！　きっと見つかる自分だけの香り

少し、ネガティブな話もしてしまいましたが、**「好きな匂い」に出会えたら、幸せな気持ちになることは間違いありません。**

しかし、すべての人にとって「この匂いは、必ずいい匂い」と言えないところが、匂いの難しさでもあるわけです。その難しさがわかっているからこそ、最近の「いい匂いグッズ」は、多種多様になってきているのではないでしょうか。

「１００人いれば、１００通りの匂いがあっていい」

これが匂いの面白さです。

私たちにとって、今が自分の匂いを探す好機なのかもしれません。

私は、２０１１年8月から、「カオリヲツクリマス」ワークショップを様々な場所で行ってきました。約１００種類の香りの中から3種類を選び、その場で調香するという「あなただけの香るミスト作り」です。**ミストというのは、香りのスプレーのこと。**３０００

人以上の方と一緒に、〝その人の香り〟を作ってきました。

その人だけの香りを、自分の手で選び、創り出す。その人好みの「いい匂い」のミストが出来上がったとき、なんとも言えない表情になります。

——そこにすべてが表れます。

「わあ、いい匂い」と言って表情が緩み、笑顔になるその瞬間は、その人にとってはもちろんのこと、私にとっても幸せなときです。

「あるひとり」を笑顔にする香りは、本人を幸せにするだけでなく、その笑顔によって、周りも幸せにします。いい香りというのは、香りそのものにも力があると思いますが、それだけでなく、**香りによって生まれる「笑顔の力」こそが大切**なのではないかと思う瞬間です。

「いい匂い！」と言ってしかめっつらをする人を見たことはありませんよね！

私のモットーは**「いい香りは、人を幸せにする」**。

香りと楽しく付き合うためのエッセンスを、本書を通して、みなさんにご紹介します。

幸せを引き寄せる
「香り」の習慣
もくじ

第2章 人間関係はすべて匂いで決まる！

第3章

「いい匂い」で、つらいことは乗り切り、幸せを呼び込もう！

第4章

あなただけの香りを見つけて、もっと輝く！

――香りを作ってみよう

第5章

即実践！「匂いできれいになる」5つの方法

第6章 よりよい暮らしのために、もっと匂いを活用しよう

巻末Column

ブックデザイン　長坂勇司
本文ＤＴＰ　小山宏之（美創）

第1章

魔法のような、香りのパワー

匂いは「場の空気」を変えるもの

私たちは日々の暮らしの中で、いつの間にか「嫌だなあ」「つらいなあ」「しんどいなあ」という気持ちを抱えているものですよね？　年齢を重ねるにつれ、気持ちを切り替えることが難しくなったり、心を軽くするためのエネルギーが鈍ったりします。

そんなとき、もっと積極的に「香り」を使ってみませんか？

香りには、自分の気持ちだけでなく、相手の気持ちを動かす力があります。いい匂いは、人をいい気分にします。例えば、好きな人の匂いは、もっともっと嗅ぎたくなりませんか？

匂いは、色も形もないからこそ、無意識に入り込んでくるもの。ほのかないい匂いが漂っている場では、「いい匂い」と気づいていない人でもなぜか気分がほころびますし、逆に嫌なニオイがすると、その場の印象や雰囲気は悪くなります。ひどいときは人々がとげとげしくなります。

……**私たちは「無意識のうち」に、そのときの気分を匂いに左右されているのですが、そのことに、みなさん気づいていないと**思います。

ちょっと意識するようにしてみてください。「あ！　今、雰囲気がいいのは、いい匂いがしているからだ」「ほのかに漂う悪臭のせいで、なんとなく機嫌が悪くなっているのかもしれないな」などなど、気づくことができるようになるかもしれません。

匂いというのは、一方的にかつ、強制的に入ってくるものです。

五感というものがありますね。視覚は、目を閉じれば見なくてすみます。聴覚は、耳をふさげばいい。触覚も味覚も、意志でコントロールしやすいものです。ところが、嗅覚《きゅうかく》が担当する「匂い」は見えない分、気づいてから鼻をつまんでも遅い！

極端な言い方をすると、**匂いは、避けられない暴力**とも言えます。ですから、悪臭の公害などは、大きな問題になるのです。悪臭にさらされていると、気持ちはどんどん荒《すさ》んでイライラしてしまうでしょう。

そもそも、**「匂いがない」場所なんてありません**。ですから、ふと気を許してリラックスしているときに、ぐいぐい無遠慮に入ってきたりします。私たちは無意識のうちに、匂いによって気分を大きく左右されているのです。

空気というのは、私たちの周りそこらじゅうにあって、触れずにはいられないもの。その空気をもっと気持ちのいいもの、いい匂いで満たせば毎日は幸せになりますし、逆に、悪臭で心地よくない空気の中では気分も下がるというのは、自明の理ではないでしょうか？**匂いは「場の空気」を変えるもの**なのです。当たり前すぎて意識していないかもしれませんが、まずこのことをしっかり認識してください。

私自身の体験から言うと、**匂いを操ることができれば、気分をよくしたり、その場の雰囲気をまあるくしたり、あなた自身の魅力を伝えやすくなったりします。**

そのための第一ステップは、**「自分が発する匂い」を知り、「相手から受け取る匂い」を感じること**です。

そうすることで、今よりも素直に幸せを届けることができるようになったり、相手の気持ちを受け取ったりすることができるようになります。

そして、第二ステップは、「いい空気を育てる」こと。

いい空気を育てるためには、暮らしのあちこちにある匂いに注目することから、始めなければなりません。

なぜ人は「アロマ」にはまるのか？

最近の香りブームはアツいですね！　テレビのＣＭを見ても、香りを売りにするものがとても多いです。この香りブームの中心にあるのが「アロマ」です。

私と匂いの最初の出会いも、アロマテラピーでした。これからアロマテラピーブームがくるという２００３年に、当時やっていた化粧品の仕事のプラスになればいいなという気持ちで30種類の匂いの嗅ぎ分けから始めました。

匂いと出会った！――といっても、当然ながら生まれた瞬間からずっと匂いのある中で生活しているわけですから、「匂いには、何かたいへんな力がある！」ということに気づいたのが、このときだったということです。

今では、アロマテラピーを当たり前のように取り入れている人が大勢いますが、そもそもなぜ、こんなにも私たちの暮らしに浸透するようになったのでしょうか？

それは、**きっとアロマのいい匂いで気持ちよくなったり、心がリラックスすることを、誰もが〝からだの深い部分〟で理解したからに違いありません。**

心とからだを整えるのがアロマテラピー

アロマテラピーとは、訳すると**「芳香療法」**となります。

匂いを通して、からだをリラックスさせたり、リフレッシュさせるというものです。つまり、**匂いの効力でからだの調子を整えることを追究した学問**なのです。

例えば、ラベンダーには優れた鎮静作用があり、からだや心の緊張を和らげてくれます。ローズマリーには、リフレッシュ作用があるので、朝の目覚めに使うといい。……こういったことを学ぶわけです。

そして、実際に暮らしの中にアロマを取り入れてみると、本当にその通りだと感じます。ですが、効果効能を感じてその匂いを取り入れているのか、それとも単にその匂いが好きだから効果効能を感じているのかは、難しいところです。

私自身も学びながら……実は、その境界線はよくわかりませんでした。

学び始めたのは、社会人になって間もない頃でしたので、仕事に対しても自分に対しても余裕がなく、アロマを取り入れただけで落ち着いたライフスタイルになったような気がして嬉《うれ》しく、テキストに書いてあるまま調香をしていました。

気がつけば、その調香している時間そのものが自分をリラックスさせる時間になっていて、そのことが心地よくて、匂いの奥深さにのめり込んでいったというのが正直なところです。

いい匂いに囲まれているだけで、心がぐいぐいと引き込まれていった……。まさに、匂いにはすごい力があるなということを肌身で感じたのでした。

もうひとつ、自然由来のアロマの魅力は、香り自体が強すぎず、ナチュラルなこと。強すぎる匂いは、時に邪魔にもなるので、アロマの程良い香りは、日常的にとても使いやすいのです。

「あなたの好きな匂いは何ですか？」――この質問から、あなたの暮らしが見えてしまう

それが高じて今、私は、アロマセラピストという香りに関わる仕事をしています。アロマセラピストの仕事は、匂いを使って人を癒すことです。

私は現在、１００種類のエッセンシャルオイル（匂いのもと）から3種類を選び、その場で調香し、その方だけのオリジナルアロマミストを作る……というワークショップを様様な場所で行っているのですが、その際に必ず、お聞きすることがあります。

それは、**「日々の暮らしの中であなたが好きな匂いは何ですか？」**という質問です。

ワークショップにお越しくださる方々は、男女問わず、年齢も3～80歳前後まで幅広いので、その答えも多種多様です。

「淹《い》れたてのコーヒー」「炊きたてのごはん」「薔薇《ばら》の香り」「雨の匂い」「赤ちゃんの匂い」など。出てくる答えを聞きながら、その方の暮らしを想像します。「ご家族にお子さんがいらっしゃるんだな」とか、「朝はコーヒーを飲む習慣があるんだな」など、その方

の家族背景や個性、生活習慣などを、「匂い」を通して共有します。

すでにお気づきかと思いますが、この**匂いのインタビューを通して伝わってくる日常は、とても温かいものばかり**なんですよ。

実は、いい匂いと幸せな記憶はリンクしているから、「いい匂い」を思い出すだけでも幸せな気持ちになれるものなのです。ほっこりしたいときは、とり急ぎ「いい匂い」を思い出すことを習慣にするといいでしょう。

暮らしに密着した匂い。その人自身を表す匂い。――そういった様々な匂いを、私たちは一体どのようにして感知しているのでしょうか。

匂いは「感情に直接届くもの」であり、「命を守るもの」である

匂いのもとは、空気中に漂っている目に見えない分子です。この分子には様々な種類や大きさ、形があり、その違いによって、私たちが受け取ったときの匂いの差が生まれます。例えば、甘い匂い、すっぱい匂いなど、いろんな匂いがありますが、匂いの種類はこの世に約40万種類あると言われています。

しかし、人間がキャッチできるのはその中のわずか3000から1万種類ほどなのです。匂いの種類の組み合わせによって、澄んだ匂いもあれば、濁ったニオイもあります。その他にも、いい匂いから、ある濃度になると気持ち悪くなるニオイまで。世の中には、あなたの知らない匂いがまだまだたくさん存在します。

匂いは、嗅覚を刺激するものであり、主にふたつの特徴を持っています。

ひとつめは、**「感情に直接アクセスする」**こと。

嗅覚は、他の感覚と異なり、脳に直接届いています。その部位は「大脳辺縁系」というところなのですが、ここは、人の本能や記憶と密接に関係のある場所とされています。**匂いが脳に届くと、生理的にからだと心に影響を与え**、それによって、**自律神経のバランスや内分泌系のホルモンバランスを調整する**ことにも関わってきます。

もうひとつは、**「生体防御反応」**です。

私たちの脳には、「匂いの地図」があります。匂いの地図とは、いい匂いと悪いニオイを見極めるファクターのこと。このファクターが、健康を司《つかさど》っているのです。「このニオイは危険だ」「このニオイは腐っている」といった、からだに危険なニオイを察知できるのは、このファクターのおかげです。ある匂いを嗅ぐと血流がよくなったり、食欲をコントロールしたりするのもこれがはたらくからです。

匂いとは、人の気持ちを「快」「不快」にするだけでなく、よりよく、安全に生きるために必要なものでもあるのです。

「匂いの地図」について知りたい方は、『〈香り〉はなぜ脳に効くのか』（塩田清二著　NHK出版新書）に詳しくあるので、一部引用します。

嗅細胞の細胞体（細胞の本体部分）から伸びる神経の突起（神経突起には軸索と樹

状突起という種類があり、この場合は前者）は、一群のガイド分子によって、嗅球にある糸球体と呼ばれる構造物へ空間特異的に導かれます。これまでの嗅覚の研究によって、個々の嗅細胞は嗅覚受容体を一種類だけ発現していることがわかっています。そして、同じ種類の受容体を発現する嗅細胞の軸索は、嗅球表層の空間的に決まった位置にある少数の糸球体に集束します。つまり「一糸球体に一嗅覚受容体」というルールにのっとって、脳に「においの何丁目何番地」という空間配置が行われ、「においの地図」がつくられているのです。この「におい地図」は、東京大学医学部の森憲作教授（生理学）を中心とした研究によって明らかになってきています。

暮らしに香りを取り入れよう

よりよく生きるために匂いがあると聞いて、もっと匂いのことについて知りたくなってきませんか？　さあ、匂いについてさらに知っていただきましょう。そして、「よりよく生きるための匂い」を自分で見つけたり、創り出したりしていきましょう。

匂いを活用し、周りの人も心地よくして、あなた自身の暮らしを整えていきましょう。

ここでは、あなただけの「匂い」について意識していただきます。**あなたの毎日をよりよくするためには、まず「あなたの中の匂い」を、顕在化することが必要**だからです。

まずは、あなたの暮らしの中にある匂いについて教えてください。

日常の中にあふれているあなたの好きな匂いと苦手なニオイについて、思いつくままに書き出してみてください。これだけでも匂いへの意識が高まり、理解が深まりますよ。

好きな匂い

・

・

・

苦手なニオイ

・

・

・

いい香りに包まれるといい気分になる理由

花の匂い。淹れたてのコーヒーの匂い。洗いたてのシャツの匂い。香水の匂い。大好きな人の匂い。……いい匂いや、好きな匂いを「匂い」と書きます。

一方で、ゴミの臭い。カビの臭い。ゴミ屋敷の悪臭。加齢臭。口臭。嫌いな人の臭い……など、苦手なニオイや、嫌いなニオイを「臭い」と書きます。

漢字にするとわかりやすいのですが、この「好き」と「嫌い」の境界線は、どのように決まるのでしょうか?

実際のところ、匂いについて、どこからどこまでが「よい匂い」で、どこからが「臭い」なのかという区別を、誰かが数値化してくれるわけでもなく、マニュアルにあわせた答えもありません。洗いたてのシャツのように皆に愛される匂いもあれば、「あの人の頭皮の匂いが好き」というような、個人だけがわかるという匂いもあるでしょう。

結論、好きな匂いは、好きであり、嫌いなニオイは、嫌いです。**理屈ではなく、それは**

感覚です。

それは、「どうしてかわからないけれど魅《ひ》かれる」「気づいたら恋に落ちていた」といった感覚に近いのだと思います。相手を年収や顔のタイプで判断するのではなく、なんとなく相手の雰囲気が好きとか、はっきりとはわからないけれど一緒にいると落ち着くというような感覚です。

私たちは本来、いい匂いに囲まれるだけでいい気分になれる、という力を持っています。

匂いを感じ取るのは、五感（視覚、聴覚、触覚、味覚、嗅覚）のひとつである「嗅覚」です。29ページにもあるように、嗅覚は他の感覚とは異なり、脳の中でも「感じる脳」とも呼ばれる大脳辺縁系に直接届くため、人間の本能や感情に結びついた記憶と密接な関係があると言われています。

つまり、**匂いは「もっとも感情を刺激する感覚」**なのです。

感情のひとつに「幸せ」がありますよね。それでは、私たちを幸せにしてくれる匂いとは、一体どんな匂いなのでしょうか？

もちろん、それは人によってそれぞれ違うでしょう。なぜなら、**人はどこかで経験した懐かしい匂いを「ああ、幸せな匂いだな」と感じることが多い**からです。

例えば、実家の匂い、小さい頃から使っている布団の匂い。匂いだけでなく、お母さんの作るカレーの味、お味噌汁の味。特にお母さんの作る料理の風味や味に、落ち着きやほっとする幸せを感じる方は、多いのではないでしょうか？

それは、体験や学習によって獲得した記憶を貯蔵している部分が、大脳辺縁系の海馬《かいば》と呼ばれるところにあり、匂いがその海馬にはたらきかけているからです。昔好きだった匂いは、案外今も好きなことが多いのです。つまり、**記憶と匂いには密接なつながりがある**のです。

やっぱり、お母さんの匂いは無条件に落ち着き、ほっと幸せを感じるように、脳が記憶しています。

匂いは、経験と体験の積み重ねですから、**「幸せにつながるいい匂いの数」を増やしたければ、あなた自身が日々の暮らしの中で創り出せばいいのです**。今、生きている幸せを感じられるような「いい匂い」を積極的に集めていきましょう。

また、**嗅覚は「もっとも原始的な感覚」であるとも言われます。すなわち、つかみどころがなく主観に左右される**ものなのです。

嗅覚体験は、その人の暮らしや文化が大きく影響します。例えば、私たち日本人にとって納豆の匂いは食欲をそそる匂いであっても、外国人にとっては腐った豆のニオイです。匂いの快・不快は、暮らしの中で体験しているかどうかで決まるのです。

このことを「連合学習」と言い、その匂いを体験した環境が「快」であれば、匂いそのものも「快」と感じられるようになり、「不快」であれば匂いも「不快」に感じられるようになるのです。

さっそく、いい匂いを感じる生活のために、今日からできることがあります。

それは、「快」の環境を増やすこと。

「いい匂いでいい気分」を合言葉に、まずは、部屋の空気を入れ替えましょう！　朝、いいお天気の日には、窓を開けてたっぷりとおいしい空気を吸い込み、「いい匂い環境」を取り入れる準備をすることです。

人生の豊かさは、匂いの経験値と比例する

過去の記憶体験が、匂いによって呼び起こされることを「プルースト現象」と言います。「プルースト現象」とは、文豪マルセル・プルーストの長編小説『失われた時を求めて』からきています。この物語の冒頭で、主人公が、紅茶の中にマドレーヌを浸して食べようとします。それを口にした瞬間、忘れていた幼少期の記憶がみるみる蘇《よみがえ》って……というシーンがあるのです。

ある特定の匂いが、それにまつわる記憶や当時の感情を誘発する現象が「プルースト現象」です。その匂いが、脳の記憶を司る海馬や情動を司る扁桃体《へんとうたい》に直接つながることで、記憶や感情を動かすのです。

2013年11月8日、徳島市で始まった日本ストレス学会において、花王感性科学研究所や愛知医科大学などの研究グループが、匂いと記憶について発表しているのですが、内容的にはこの「プルースト現象」を扱ったものでした。

20～35歳の男女計10人に、自分の肯定的な体験を思い出す市販の香水と、具体的な記憶と結びついていない未発売の香水をそれぞれ2分間嗅いでもらい、ＰＥＴ（陽電子放射断層撮影）で、脳の状態を比べてみました。

自分の肯定的な体験を思い出す匂いを嗅ぐと、「すいかを食べた夏休み」「友達と行った買い物」などを思い出し、同時に懐かしさや心地よさといった感情も湧いていました。が、未発売の香水に、こうした効果は見られなかったということです。

このことからも、匂いが人の記憶や情動に関わり、大きな影響を与えていることがわかります。

懐かしい匂いは、過去と結びつき、懐かしい記憶を思い出させてくれます。そして、その懐かしい記憶は、情動に影響を与え、よりいっそう忘れられない記憶として脳にとどまるのです。

過去に体験した匂いは、感情と結びつき、今のあなたを作っています。

とはいうものの、まだ感じたことのない未体験の匂いも増やしていくことをオススメしたいのです。

新しい匂いと出会ったとき、嗅いだ瞬間から、それはあなたの記憶の一部となります。

あなたの人生の豊かさは、匂いの数と質に比例しているかもしれません。だからこそ、未経験の匂いとも、どんどん出会っていただきたいと思うのです。

〝新しい匂い〟というものは、経験がないせいで「あんまり好きじゃない……」と言ってしまいがちです。けれど、〝知らない匂い〟こそ、あなたの新しい価値観を呼び覚ましてくれるものなのです。恐れることなく、未体験の匂いも楽しんでみてください。

ちょっとした匂いも、あなた自身を豊かにするものです。些《さ》細《さい》な匂いでも少しずつ丁寧に、意識するようにしてみてください。

匂いの感度を上げると物忘れがなくなる！

大人になるにつれて、人の名前が思い出せなくなったりする、というのはよく聞きますね。学生のときにはどんどん暗記できていた記憶力はどこへ行ってしまったのだろうと情けなくなることがありませんか？　しかし、記憶力は、本当にどんどん衰えているのでしょうか。

お肌の衰えは、高級美容液をつけるなどすることで再生する可能性もありますが、基本的に脳の神経細胞は、再生しません。

ですが、最近の研究の中で、嗅覚と密に関わる〝鼻腔《びくう》の嗅細胞〟や〝海馬の細胞〟については、（神経細胞のひとつでありながらも）再生する……ということがわかってきました。

すなわち、**匂いをキャッチする「嗅細胞」と、匂いと深い結びつきのある「海馬」は、日常の暮らしの中で匂いを取り入れた暮らしをすればするほど、活性化され、若返ってゆく**ということなのです。

私は実際に、記憶が若返り、嗅覚が蘇る体験を目の当たりにしています。月に一度開催している「いい匂いのする化粧水を作ろうの会」に、80代の女性がいます。3年前に出会ったときは、ゆずの香りしか判別できず、それ以外を使用することは拒まれました。そこでまずは、化粧水にゆずの香りを入れて、使っていただくことにしました。化粧水をつけるたびにゆずの香りを感じたり、毎月作る化粧水に入れるための匂い選びをしているうちに、今では、10種類ほどのエッセンスの匂いを嗅ぎ分けることができるようになりました。

「今日の手作り化粧水はラベンダーにしようかしら?」といった具合に、匂いに関する会話が自然に生まれ、積極的にエッセンスの匂いを嗅ぐ姿を拝見することが増えました。「何を嗅いでも同じだから」とおっしゃっていた頃と別人のようです。

香りに興味を持つようになって以来、その女性はみるみる若々しく美しくなっていきました。表情は豊かになり、以前よりおしゃべりも増え、肌も生き生きとしてきたようです。娘さんから「母の物忘れが、減った」と感謝されたとき、とても嬉しかったのを覚えています。

「最近、物忘れがひどくて……この先が心配だわ」という方がいらっしゃったら、まず、匂いの感度を上げてみてください。「匂いの感度」と「記憶の蓄積」は、比例しています。

匂いの感度を上げることで物忘れを防げます。

この取り組みは今、認知症やアルツハイマー病の予防・改善に効果がみられるということでメディアでもとても注目されています。

そのなかでもっともポピュラーなレシピをお伝えしておきますね。暮らしの中に、ぜひこの匂いも取り入れてみてください。

●認知症に注目されているブレンド

朝　ローズマリー2滴・レモン1滴

夜　ラベンダー2滴・オレンジ1滴

使い方……各滴数をアロマペンダントに入れ、ペンダントから揮発する香りを嗅ぐ。

認知症に注目されているブレンドによる物忘れ防止ミストの作り方

＊**用意するもの**

●30 mlの遮光瓶（スプレータイプ）
●無水エタノール（3～5 ml）
●精製水（25～27 ml）
●物忘れに有効とされているエッセンシャルオイル（ローズマリー・レモン・ラベンダー・オレンジなど）

＊**作り方**

①遮光瓶を消毒する（よく乾かしておくこと）
②遮光瓶の中に3～5 mlの無水エタノールとエッセンシャルオイル（ローズマリー8滴&レモン4滴、もしくはラベンダー8滴&オレンジ4滴）を入れる
③精製水を25～27 ml入れて蓋をしめ、よく振って出来上がり

＊**使い方**

（ローズマリー&レモンブレンド）朝起きたときに自分の前でシュッとひと吹きし、大きく深呼吸しましょう。

（ラベンダー&オレンジブレンド）夜、寝る前に枕元にシュッとひと吹きしましょう。

＊注意点

防腐剤が入っていないため、45日程度を目安に使い切りましょう。

＊ワンポイントアドバイス

お風呂上がりに夜用ブレンドを首筋やパジャマにつけ、そのまま眠りにつくこともオススメです。習慣にしていると、だんだんとこの匂いがすると眠たくなるという眠るサインになります。眠りが浅い方にもオススメのブレンドです。

＊めんどくさがりやのあなたには

ここまでやるのはめんどくさい、という方や、いきなりエッセンシャルオイルをいくつも買うことに抵抗のある方は、**ここに紹介したエッセンシャルオイルの中から、お気に入りの香りをまずひとつ見つけて、アロマショップなどで購入するのでも大丈夫**です。そのオイルをアロマポットで楽しむのはオススメです。

アロマポットを持っていない方は、コップに水を張り、1滴そのオイルを垂らして部屋に置くだけでもいいでしょう。オイルを染み込ませる素焼きが売っていることもありますから、小皿に素焼きを置き、そこにオイルを垂らすだけでもOKです。

もっともっとオイルと付き合いたくなってきたら、ここで紹介したようなミストを作ってみてください。

ここで紹介したオイルをすべてブレンドしなくても、ひとつ、ふたつ選んでもかまいません。

落ち込んでいるとき、やる気が出ないときは、好きな香りに包まれて過ごす

さて、ここまで「五感」という言葉を何度か使ってきましたが、実は**嗅覚は、五感の中でもっとも退化した感覚**とも言われています。人類は進化の過程で、得られる情報の多くを視覚や聴覚に頼ってきました。特に視覚の影響は約87％と言われ、見たもの、見えたもので私たちは判断し、日々暮らしています。

ですから、実は鼻が詰まっていて匂いを感知できなくても、日常生活を送ることはできるのです。もちろん、不便さはありますが、実際に、春先には多くの人が花粉症で鼻が詰まっていても日常生活を送っていますよね。

しかし、私たちにとって、嗅覚は本当に鈍化したままでよいのでしょうか？

嗅覚のはたらきをもう一度、おさらいしてみましょう。

嗅覚は、「匂い」「健康」「感情」の３つを司ります。

まずひとつめ。**「匂い」を司る**とは、言葉の通り「匂い」を「匂い」として認識するということです。

ふたつめの**「健康」を司る**とは、具体的に言うと、焼きたてのワッフルの匂いにつられて甘いものが食べたくなることもあれば、満腹のときに焼肉の匂いが漂ってきて気分が悪くなり、その場を立ち去りたいと思うこともあるといった場面のことを指します。**私たちのからだは、匂いに対して、思っている以上に敏感に反応している**のです。

からだが甘いものを欲しているときは、疲れているときではありませんか？　気分が悪くなるときは、健康的な食事量の目安である「腹八分目」を超えているときではありませんか？

匂いは、私たちにいろいろなことを教えてくれます。匂いを意識することで健康をチェックすることだってできるのです。

そしてもうひとつ。**「感情」をコントロールする**ためにも、嗅覚は大いに役に立ちます。最近、**人間関係に疲れてうまく感情のコントロールができないと感じる人は、自分の嗅覚を磨くとよい**のです。

「これをすれば解決！　人間関係で悩まない方法」などのハウツー本が、世の中にあふれています。しかし、悩みの解決方法はわかっていても、精神的にキツイとか、やる気が出なくて苦しいといった状態が続くことがありますよね？

頭ではわかっているのに行動が伴わないときは、「感情」が追いついていないのです。

実は疲れているとき、嗅覚の感度はものすごく低くなっています。嗅覚の感度が低いと、落ち込みやすかったり、感情がうまくコントロールできなくなります。このことをまず覚えておきましょう。

人間関係に疲れたときや落ち込んでしまったとき、なにもやる気が起きないときにこそ、できることは何でしょうか？　**自分の好きな香りに包まれて過ごす時間を作ること。**それだけでよいのです。

悪臭は性格を悪くする

悪臭は、「香害《こうがい》」と言われるほどの社会問題です。それは、なぜでしょうか？

悪臭というのは、感じ続けると「痛み」に変わります。このとき実際に痛みを感じるのは、嗅細胞ではなく、鼻腔内につながる三叉《さんさ》神経です。三叉神経とは、顔面を支配している痛覚神経であり、刺激に対して素早く反応します。例えば、主にストレスによって起こる顔面神経痛は、三叉神経の異常で起こります。

このことからわかるように、匂いは、私たちの表情とも一部関わりがあります。**表情がこわばっているときは、あなたの置かれている〝匂い環境〟がよくないのかもしれません。**

窓を開けて空気を入れ換えるなど、匂い環境を整えることから始めましょう。

ストレスを感じたとき、うまくいかないときに、相手を責めたり、自分を責めたりしたくなりますが、その前にできることが「匂い環境」を整えることなのです。

「匂い環境」が悪いと、性格も悪くなってしまうのです。自分の中の〝黒い部分〟が出てしまいそうなときこそ、いい匂いを取り入れましょう！

体調が変化すると好きな匂い、苦手なニオイも変わる

おそらく、匂いについていちばん詳しい人は、調香師でしょう。調香師は、たくさんの匂いを嗅ぎ分ける研究をしているプロフェッショナルです。匂いの分析に関して、多くの知識を兼ね備えていることに間違いはありません。

ですが、「匂いに敏感な人」となるとまた違います。一般的に、**匂いに敏感なのは、男性よりも女性**だと言われています。

その女性の中でも、おそらくいちばん匂いに敏感なのは、妊娠中の女性でしょう。女性にとって妊娠から出産時は、人生の価値観を何もかも変えてしまうほど、からだと心の変化を体感するとき。本能が目覚めると言われているそのときに、匂い環境ががらりと変わると言う方も少なくありません。

妊娠すると、いろんなところが変わります。からだが感じる変化としては、体重が増え

る、筋力が落ちる、目がかすむ、眠たくなる、骨盤が緩んでくるなど……。それに加え、嗅覚と味覚に大きな変化があったという方は多いのではないでしょうか？

５人のうち４人が体験していると言われるつわり。そこにも大きく匂いが関わっています。例えば「炊きたてのごはんは、腐った卵のニオイがする」「生魚のニオイが気持ち悪く、晩ごはんを作ることができなくなった」など、それぞれに起こる嗅覚と味覚の変化をあげればきりがありません。

今まではなんともなかった匂いが、ある日を境に「異臭」に変わるのです。これは、からだの生理反応であり、生体防御反応のひとつなので、逆らうことはできません。出産に向けて、今まで眠っていた本能や野性的な勘を取り戻している最中だという説もあります。**匂いの変化に気づくときは、自身のからだや心に、なにかしらの変化が訪れている**といってもよいでしょう。

また、妊娠の時期のコントロールできない感情の起伏に、驚く方もいるでしょう。例えば、好き嫌いが激しくなったり、涙もろくなったり、幸福を感じる以上の不安を感じたり……妊娠中、感情は日々、目まぐるしく変わります。

本能を引き出すと言われる出産は、鈍化している嗅覚を取り戻しているのかもしれませんね。

私自身も2014年に妊娠と出産を体験し、匂い環境に変化がありました。幸いなことに、つわりを体験することはありませんでしたが、食の好みはがらりと変わりました。なぜか、昔食した味ばかりが恋しくなるのです。小さい頃に好きだった食べ物、手作りドーナツや素麺《そうめん》、母が作る牛乳かんなど……。懐かしい味、さらに懐かしい場所ばかりに安らぎを求めていました。

妊娠をきっかけに暮らしが変わるという方は多いと思います。「このままの食生活でよいのか!?」と直感がからだの変化を教えてくれているのかもしれません。

そして、自分のためだけではなく、生まれてくる我が子が心身ともに健康であってほしいと願うことで、母性を引き出します。母性が芽生え始める頃から、自分が口にする食べ物や飲み物が、刺激的なものではなく、お腹の中にいる我が子も喜んでくれるようなやさしい味のするものへと、嗜好が変わります。そのやさしい味（匂い）は、お腹の中にいる赤ちゃんにも届いて、**そのときの匂いや味覚環境が、生まれてからの赤ちゃんの個性に影響しているという説もあります。**

たいへんなときこそ、匂いの力でからだを整えることをオススメします。

つわりに限らず、車酔いもつらいものです。特に、車に慣れていないお子さんが車酔いに耐えているのはとてもかわいそうです。〝気持ち悪さ〟に効く香りも作れますので、ご紹介しましょう。香りにはこんなに力があるのか！　とびっくりするかもしれませんよ。

つわりや乗り物酔いなど気持ちの悪いときに気分をスッキリさせるミストの作り方

＊**用意するもの**

- 30 mlの遮光瓶（スプレータイプ）
- 無水エタノール（3～5 ml）
- 精製水（25～27 ml）
- 気持ちの悪いときに使えるエッセンシャルオイル（グレープフルーツ・ペパーミントなど）

＊**作り方**

①遮光瓶を消毒する（よく乾かしておくこと）

②遮光瓶の中に３～５mlの無水エタノールと各エッセンシャルオイル（グレープフルーツ８滴＆ペパーミント４滴）を入れる

③精製水を25～27ml入れて蓋をしめ、よく振って出来上がり

＊**使い方**

気持ちが悪くなりそうなときにハンカチにシュッとひと吹きし、口元に当て大きく深呼吸しましょう。

＊**注意点**

防腐剤が入っていないため、45日程度を目安に使い切りましょう。

＊**ワンポイントアドバイス**

車酔いなどは、「内耳」の三半規管のバランスが乱れたときに起こる症状です。ですが、そこには大きく匂いも関わっていると言われています。匂い環境が変わると車酔い、人酔いすることがありますよね。匂いが変わると自律神経のバランスを乱します。

そのようなときに、このミストを常備しておくと「気持ちが悪くなっても安心」というお守りになります（子どもには、効果テキメンです。お試しください）。

＊めんどくさがりやのあなたには

ここでも、めんどくさがりやのための方法をご紹介します。

44ページで紹介したように、ここで紹介した中からお気に入りの香りをまずひとつ見つけて、アロマショップなどで購入し、楽しむだけでも大丈夫！

また、外出するときや、車に乗るとき、ハンカチにそのオイルを1滴染み込ませたものを持ち、気分が悪いときに取り出すと、香ってきて、ラクになれるでしょう。

また、ここで紹介したオイルをすべてブレンドしなくても、どちらかだけでもかまいません。

香る虫除けミストは、からだにやさしい

昔から、**木々の発する匂いだけでなく、植物の葉の匂いにも、様々な作用がある**とされてきました。植物は自ら動くことができないので、子孫繁栄のため、受粉してくれたり、種子を遠くに運んだりしてくれる虫や鳥を、引き寄せなければなりません。と同時に、摂食されることを防ぐために、虫や鳥を遠ざけたり、カビや有害な菌が発生しないようにもしなければなりません。植物の匂いは、そういうところで作用しているのです。

この匂いの作用を、アロマテラピーではうまく活用しています。アロマ（植物の香り）で作る虫除け対策ミストです。お子様に、安心で安全なものを使わせたいと望むママは多く、「アロマ（香り）で虫除けができる」ということは、ナチュラリストの間でどんどん広まっています。

私が開催している夏のワークショップでも、需要の高さナンバーワンです。**人工的な殺虫剤とは違い、虫たちを寄せつけない自然の植物の匂いは、子どもたちにとってやさしいだけでなく、虫たちにとってもやさしいことが特徴**です。

もしかしたら、私たちが嫌うもの（虫）は、私たちが自ら作り出しているのかもしれませんよ。自分と違っているものは何でも「悪」とするのではなく、共存する仕組み、「生物多様性」を尊重してみてはどうでしょうか。実際、こうした取り組みはあちらこちらで始まっています。

自然の中の匂いが、私たちの生活を助けてくれ、支えてくれるのです。**「からだにやさしいものを選ぶ」という選択が「環境をよくすること」につながる**なんて、素敵だと思いませんか？

植物の香りを使った虫除け対策ミストの作り方

＊用意するもの

- 30 mlの遮光瓶（スプレータイプ）
- 無水エタノール（3～5 ml）

●精製水（25〜27ml）
●虫除けに有効なエッセンシャルオイル（レモングラス・シトロネラ・リトセア・レモンユーカリなど）

＊作り方
①遮光瓶を消毒する（よく乾かしておくこと）
②遮光瓶の中に3〜5mlの無水エタノールとエッセンシャルオイル（レモングラス5滴&レモンユーカリ5滴&ラベンダー5滴）を15滴入れる
③精製水を25〜27ml入れて蓋をしめ、よく振って出来上がり

＊使い方
お出かけ前に刺されやすい箇所にミストをシュッとひと吹きしましょう。

＊注意点
防腐剤が入っていないため、ひと夏で使い切ってしまいましょう（目安45日程度）。

＊ワンポイントアドバイス

蚊は、主に朝方と夕方になると活発に活動します。虫の特徴を知って、予防しましょう。また、**この匂いは蚊だけでなく、ダニやノミも苦手な匂い**なんです。ですから**湿気の多くなる梅雨時に、布団にシュッと吹きかけておくのも有効な抗菌&消臭**になります。

ワークショップで出会った男の子が「どうして虫除けなのにこんなにいい匂いがするの?」と言っていたことが今でも印象的です。大人にも子どもにも大人気の虫除け対策ミストです。自然の力を借りたいい匂いの虫除けは、周りの人を不快にさせません。

＊めんどくさがりやのあなたには

ここで紹介したオイルをすべてブレンドしなくても、ひとつ、ふたつ選んでもかまいません。

アウトドアのときに使用するキャンドルとして、シトロネラやレモングラスを配合しているものが売っています。アウトドアのときだけでなく、夏の日常のおもてなしに玄関で焚くというのもいいですね。

洋服の防虫にもなるサシェの作り方

直接肌につけるストールなどの小物にオススメです！

＊作り方

①家にある余った布を四角く切り、三辺をアイロン接着テープで閉じます。

②表に返してコットンにエッセンシャルオイル（レモングラス・シトロネラ・リトセア・レモンユーカリなど）を10滴ほど垂らし、中に入れます。クローゼットにストールなどの小物と一緒に入れておきましょう。

第2章

人間関係は
すべて匂いで決まる！

第一印象の好き嫌いは、「顔」より「匂い」!?

初めての人と出会ったとき、話をする前から「この人とは気が合いそうだ」とか、「少し苦手かも……」と感じたことはありませんか？

好きとか嫌いといった直感的な感情というのは、「匂い」があなたにそう判断させていることが結構多いのです。

私は、人と出会う機会が多いので、この匂いの感覚を日々とても大事にしています。「この人とは長いお付き合いになりそうだな」などと直感で捉えています。

もちろん、第一印象の決定には、見た目も大きく作用します。

しかし、相手がいくらおしゃれな服を着ていても、あなた好みの顔をしていても、「なにか違う」と感じることがあるはずです。反対に、ヨレヨレのシャツを着ていても、あなた好みではない顔をしていても、「親しみやすそうだな」と感じることだってあるはずです。

男性化粧品で有名な株式会社マンダムが、全国の20～30代の男性を対象に行った調査によると、**「よい香りのする女性は、美人やかわいい女性よりも魅力的だ」**という設問に対して、なんと51・1％もの人が「ＹＥＳ」と回答しています。さらに、**「香りがきっかけでその人を好きになったことがある」**との設問には、27・2％が「ＹＥＳ」と回答しているのです。（参考 www.men-joy.jp/archives/83223）

このことからもわかる通り、人は、匂い、つまり嗅覚で、相手との相性や好みを判断していることがとても多いのです。それは、ときに視覚をも上回るのです。

第1章でも書いたように、嗅覚は、五感（視覚、聴覚、触覚、味覚、嗅覚）の中でも、もっとも本能に働きかけると言われています。あなたが初めてその人に出会ったとき、あなたは無意識のうちにその人の匂いを感じ取り、本能的に相性の良し悪《あ》しを判断しているのです。

人と出会う場面の匂いは、その人から発せられるものだけではありません。店の匂い、料理の匂いなど、そこには様々な匂いが存在しています。**いい匂いのする店を待ち合わせ場所に設定したり、風味豊かな料理を一緒に食べたりすることで、相手の印象はもちろん、**

相手が受け取るあなたの印象も違ってきます。

例えば、憧れの人と会うとき、服装や場所だけでなく匂いを意識してみてください。もしかすると、今後の展開が違ってくるかもしれません。匂いをうまくコントロールできるようになれば、意中の人を射止めることだってできるようになるかもしれませんよ。

あなたが相手から受け取る匂い、あなたが相手に届ける匂い――。これらを意識することで、人間関係がうまくいくようになったり、多くの人から好感を持たれたりするようにきっとなるでしょう。

出会いの場の匂い。大切にイメージしておきたいものですね。

「シャンプー変えたの？」は恋心の表れ⁉「運命の赤い糸」は、匂いのことだった！

香りの世界では、「十人十香」という言葉があります。同じ香水を身につけていても、肌の皮脂バランス、体温などによって、相手に届く匂いが変わります。**顔や性格がそれぞれ違うように、匂いも一人ひとり固有のもの**なのです。

人が発する匂いが固有のものなら、その受け取り方も様々です。つまり、好きな匂いもあれば、苦手なニオイもあります。それは、匂いの好き嫌いがその人の経験や体験に基づき、情動がはたらいて決定されるからです。

例えば、同じ香水をつけていても、憧れている人や好きな人がその香りを身につけていると「わあ、いい匂い！」と近寄りたくなったり、同じように真似をしたくなったりするのに、逆に、苦手な人や嫌いな人がその香水をつけていると、違和感を覚えて「似合っていないな」と思ったり、近づくことを拒んで同じ香りをつけたくなくなったりします。

不思議なもので、**まったく同じ香りなのに、つけている人の印象によって匂いの感じ方**

が大きく違います。

あなたが相手の匂いをどう受け取るか、または相手があなたの匂いをどう受け取るか。

これはもう運命次第です。

「運命の赤い糸」とは、匂いの相性のことを言うのではないでしょうか。

もしもあなたが異性から「最近、シャンプーを変えたの？」とか、「ねぇ、何の香水をつけているの？」など、匂いに関する質問を受けたなら、その人はあなたを異性として意識しているのかもしれません。

『源氏物語』からもわかる！男と女を結ぶのは、いつでも「匂い」

匂いが左右する男女関係は、実は『源氏物語』に多く登場します。

例えば、人妻の空蟬《うつせみ》を求める光源氏。夜、忍び入ると、空蟬は薄衣一枚を残して逃げてしまいます。空蟬の匂いが染み付いたその衣を光源氏は持ち帰り、空蟬を思いながら抱きしめます。空蟬が夫とともに都を去るとき、その衣は空蟬のもとに返されるのですが、衣には光源氏の匂いが染み付いていました。夫ある身を憂い、光源氏との身分の違いに涙する空蟬。二人の匂いの往来が、この先20年にわたる切ない愛の物語につながっていくのです。

このように、恋のやりとりの大事な小道具として「匂い」はたびたび登場するわけですが、源氏物語の後半、光源氏の死後の物語である『宇治十帖』にいたっては、主人公となる二人の名前が「薫《かおる》」と「匂宮《におうのみや》」です。互いに恋敵となる二人の青年の名前が、香りそのものだというのも、たいへん興味深いところです。

人を好きになる感覚を忘れてしまったという方や、好きな人の条件をいろいろ考えすぎてわからなくなってしまったという方には、匂いに着目してみることをオススメします。**匂いの合致、違和感を探ることで、自分の気持ちが整理される**かもしれませんよ。

この世に「匂いのない恋」は存在しません。匂いをうまく活用して、素敵な恋が始まることを期待しています。

ヘレン・ケラーは、匂いで、人の個性やクセ、長所や短所を見抜いた

びっくりするかもしれませんが、**匂いで、人の個性やクセを見抜くことができます。**

目と耳が不自由だったヘレン・ケラーは、非常に優れた嗅覚で、人の個性やクセを見抜いていたと言われています。

ヘレン・ケラーは、人には、その人を表す体臭が必ずあると言っています。**「赤ちゃんには人格を形成するような匂いがまだなく、大人でも個性のない人には固有の匂いがない」**と言ったそうですが、非常に興味深いですよね。そして彼女は、男性の匂いについては、女性の匂いよりも強く個性的に感じていたようです。

その人を表す匂いが本当にあるのかどうかはわかりませんが、その人の暮らしが体臭に反映されることは、確かにあります。

毎日、清潔にしている人からは、ほのかな石けんの匂いがしますし、ゴージャスにブラ

ンドものをまとっている人からは、強い香水の匂いがすることが多いかもしれません。汗の匂いから、この人がスポーツマンなのか、不潔にしているから汗臭いのか、それくらいの違いは見極めることができます。

おそらくヘレン・ケラーは、このような判断を、もっともっと鋭く見極めていたのでしょう。**彼女は、匂いで人の長所や短所を見抜き、コミュニケーションをとっていたのではないでしょうか。**

「相手が何を考えているのか、さっぱりわからない」というとき、私たちは、つい質問攻めにして、言葉の答えだけを引き出そうとしてしまいますよね。そんなとき、言葉に頼らず、その方がまとっている匂い（個性）に注目してみると、もしかしたら、すんなりと相手のことが理解できるかもしれませんよ。

美人じゃないのにモテる人。美人なのにモテない人。原因は匂い!?

匂いには「引き寄せ効果」があります。匂いによる本能的直感が、人の気持ちを動かし、行動につなげます。昔から**フェロモン**という言葉が知られていますが、これも一種の匂いです。

人を引き寄せたいなら、匂いをまとうといいわけです。

しかし、匂いと正しく付き合わないと、大きな間違いを引き起こします。20代なのに50代で馴染《なじ》むような濃厚なフレグランスを身につけたり、40代なのに軽く甘すぎるフレグランスを身にまとうのは、どこかバランスが悪く、あなたを背伸びさせたり、若作りさせたりと印象を悪くさせます。

そこで、ここでは具体的に、**年代別「モテる香り」**をご紹介しましょう。あなたの身の回り（シャンプー、フレグランス、ヘアミストなど）の匂いに、さっそく取り入れてみてください。

20代の女性には、甘くフルーティな香りをオススメします。おいしそうなフルーツの香りをメインにしたフレグランスがありますね。ストロベリー・オレンジ・チェリーなどの香りを好んで使っている人は多いようです。「よく知っている香り」は、親近感、安心感を抱かせます。その香りの親しみやすさが、運命の人を引き寄せてくれることでしょう。

30代の女性は、シャンプー・石けんの香りです。30代というのは、自分のスタイルを見つけて本質的なものを選ぶようになったり、着飾ることをやめてナチュラル志向になったりする年代です。ですから、シャンプーや石けんのナチュラルな香りが、爽やかさ、素直さ、潔さなどを連想させ、パートナーにいい印象を与えることにもつながります。

40代の女性は、華やかな花の香りです。40代こそ、フレグランスを楽しめる時期だと言われています。自分のスタイルが確立し、そのスタイルを花の香りで表現することが、あなたの華やかさや品格を感じさせることでしょう。花の香りの多くは、女性ホルモンの分泌を促すものも多く、美容効果もありますよ。

50代の女性は、濃厚で優雅な「白檀《びゃくだん》・乳香《にゅうこう》の香り」がオススメです。取り入れ方もお香や香水など様々です。この歴史ある匂いは、嗅げば嗅ぐほど変化し、表情豊かに個性を表現します。その人らしさを引き出し、落ち着きを演出します。

匂いには「引き寄せる力」があるため、本来、**自分のためというよりも相手のために使うもの**です。

あなたの周りにいるモテる人を見てください。そういう人は、「美人だから」とか、「才能があるから」というだけではないはずです。**ふわっといい匂いや空気を発していて、自分の匂いをうまく作り出している人こそが、実際はモテている**はずです。

最近「美人だし、オシャレだし、キレイにしているのにモテない」などと悩む人も多いようで、メディアでも「さびしい美人」なんて特集を見かけます。そういう人は、視覚ばかりに頼っているのかもしれません。

人の心を本能で動かすのは、これまで書いてきたように、「嗅覚」です。**見た目を整えるのも大事ですが、脳にストレートに届く「香り」を味方につけることこそが、これからの女性に大切なこと**ではないでしょうか。

匂いは、個性を表します。「スパイシーな女性」「爽やかなフルーティ美人」「華やかなフローラル美人」というように、**いい匂いがいい雰囲気を作る**といっていいのです。

すなわち、**香りには、あなたの魅力を引き出し、幸運を引き寄せる力があるということ。**

相手の心を動かすことは、「モテる」「愛される」ことにつながります。ぜひ、お試しを。

彼とのケンカの原因は、実は、ニオイのせい!?

彼とのケンカの原因は、「彼からのメールの返信が遅い」「彼がいつも酔っぱらって帰ってくる」など様々ですが、実は、そういった**ケンカの理由の底のほうに、「いやなニオイ」の存在がある**ことに気づいているでしょうか? 「お酒のニオイ」や「たばこのニオイ」など、相手の発するニオイが、間接的にケンカの原因になっていることって、意外に多いのです。

ここには、匂いの相性が関わっています。**鼻は順応性が高い**ので、一緒に過ごす時間が長くなればなるほど、相手の匂いがぼんやりしてきます。

恋人同士の顔、夫婦の顔は、だんだん似てくると言いますよね。食べるもの、使うもの、見るものそれぞれが表情や言葉を作りますので、ライフスタイルが揃ってくると、似てくるのは当然でしょう。

匂いも同じです。匂いがわからなくなるのではなく、実際は、お互いの匂いに慣れ、違和感がなくなっているのです。

さて、ケンカが起こるその原因ですが、これは、匂いの〝相違〟や〝違和感〟です。**いつもは感じない相手のニオイを感じてしまうことが、意見の食い違いや思い違いにつながります。**

思い当たりませんか？　私も、夫が外食してきたときのニオイが大の苦手です。**匂いの相違を生まないためにも、喫煙時、外食時のニオイはすぐに取り去ってくださいね。**そして、淹れたてのお茶を一緒に飲みながら「匂いの共有」をするだけでほっとするものです。

もし、相手の体臭などが気になったら、後述する108ページのミストをプレゼントするのもいいかも！

「あの人とは、なぜか同じ匂いがする」という言葉の真意

気づいていない人が多いと思うのですが、日頃の会話の中で、その場の空気やその人の雰囲気を「匂い」で表現することが、けっこう多くあります。

例えば、怪しい事柄について「この一件はどうもにおう」、怪しい人物に対しては「なんか、うさんくさいやつ」、嫌悪感を抱く相手には「なんだか、鼻につく」……といった具合です。

ここにあげたのはマイナスイメージの表現ですが、プラスイメージのものもあります。「彼女とは、同じにおいがする」と言う場合、自分と性格などが似ていて気が合いそうだという意味合いで使われますね。つまり、性格や考え方、相性の一致を「同じ匂い」と表現しているのです。

これまでにも述べてきたように、**匂いは、人の内的な部分とつながっています。同時に、人は匂いによって相手を〝直感的に〟判断します。**

したがって、「あの人とは同じ匂いがする」の真意は、決して昨晩同じお店で餃子を食べた仲間のことではなく、同じ香水をつけた人のことでもなく、**直感的に、本能的に惹《ひ》きつけられる相手**だということなのです。

匂いと第六感の深い関係

繰り返しますが、五感とは、視覚、聴覚、触覚、味覚、嗅覚のことを指します。五感が整うと、五感を超え、第六感がはたらき出すと言われます。第六感とは、理屈では説明のつかない、鋭く本質をつかむ心の動きのことで、インスピレーション、勘、直感、霊感とも呼ばれます。「最近、あの人から連絡がないけどどうしているかなあ」と思っていたら、その日に街で偶然出会った！　というような感覚のことを指します。

五感の中でも、嗅覚は「本能」や「直感」と密接に結びついていることはすでに述べました。

このことから、**嗅覚をもっと意識して使いこなすことで、あなたの直感力が高まる**ということを理解していただけるでしょうか？

例えば「鼻が利く」という言葉は、何がよくて何がよくないかをぱっと嗅ぎ分ける能力があるということです。昔は賞味期限などなく、食べ物の匂いを嗅ぐことで「これは、命に危険かな？」ということを本能的に察知していました。この食べ物を食べても大丈夫なのかどうか、こっちに進むと危ないのかどうか、明日の天気はどうなるのか、この人は信頼できる人なのか？……そういったことも、〝鼻を利かせて〟見極めていたのです。

私たちはもともと、匂いを嗅ぐことでわかる、ある種の「直感」を持ち合わせているのです。

ですが、最近は、賞味期限の表示に頼ったり、数字を見て判断したり、機械に任せたりして、自分の感覚よりも、作られたデータに頼っていないでしょうか？

もっと**鼻を利かせて、自らの力で匂いをつかもうとすれば、直感力が再び動き出すはずです**。

第六感を使いこなすことは、母性のある女性のほうが得意だと言われます。男性が恐れる**「女の勘」とは第六感のことであり、嗅覚の優れている女性が持っています**。本能的に大切なものをキャッチする感覚、鋭くものごとの本質を見抜く女性が、これからの時代を創っていくのだと思います。

フェロモンを使って、相手を引き寄せよう

想っている人と仲良くなりたいあなたは、相手の半径45㎝のパーソナルスペースに入れるようになることを目指しましょう。

45㎝のパーソナルスペースは、本来、入ってこられたくない大切なプライベートスペースです。社会的距離、相手に不快感を与えない距離は、120㎝と言われているのに対して、その約3分の1、45㎝の距離は、かなり近いですよね。

ですが、想っている人をぐっと手繰《たぐ》り寄せるのが上手な人は、この45㎝の距離を無意識に遠ざかったり、近寄ったりしながら、魅かれ合ったり、引き寄せ合っているのです。

実は、この引き寄せに使える方法も、匂いなのです。

女性は、男性の匂いがなくなるとイライラして精神が不安定になると言われています。同じように、男性は女性の匂いがなくなると怒りっぽくなり、すぐにケンカっぱやくなると言うのです。

男性の匂いというのは、男性ホルモンに汗や皮脂が混じったもので、そうしてその人の

体臭、いわゆる男臭さになります。女性の匂いというのは、女性ホルモンに汗や皮脂が混ざり合ったもの。これが、女臭さ。それらが、互いを結びつける「フェロモン」に近いものと考えてください。

近頃、消臭や香りのある生活（香水、シャンプー、石けん）にすっかり慣れてしまっていて、その人自身の匂いが消えてごまかされがちですが、これはあまり好ましいことではありません。

自分だけの匂いをもっと相手に伝えましょう。その匂いの相性がよければ、デートなど重ねなくても、きっと無意識のうちにお互いを意識し、距離が自然と近くなってゆくことでしょう。

本来、誰にでも匂いがあるのですから、誰にでもフェロモンは備わっています。このフェロモンをあなたの魅力として、異性にアピールしていきましょう。

異性へのアプローチだけじゃない！人間関係をうまくまわす「いい匂い」

私は職業柄、いつもアロマが手元にあります。

それで、手紙や、贈物につけるメッセージカードなどには、相手のことを思い浮かべて、その方のイメージに合った香りのスプレーをひと吹きしてからお贈りします。

封を開けたときに、ほんのり香ってくれればいいな、と思ってのこと。

実は、この本の原稿のやりとりのときも、お送りするときに、シュッとひと吹きしました。担当編集者の方が「いい匂いがしました！」と喜んでくださったので、大成功。忙しい職場で、一瞬でもほっと一息ついていただけたのかなと思います。

プライベートな手紙だけでなく、仕事の資料のやりとりでも、**ほんのり香る程度のいい匂いは、思いやりの表れ**であり、受け取る人にとって気持ちのいいものではないでしょうか。

どんな人間関係においても役に立つのが、「いい匂い」なのです。ただし、強すぎない香りにすることがポイントです。非日常的な強い香水の香りなどは、かえって逆効果になることもあるので気をつけてくださいね。

加齢臭は必ず嫌われる！ 加齢臭の正体は!?

匂いで人間関係は決まります。

たとえどんなに仕事ができるかっこいい男性でも、懐の深い信頼できる上司であっても、**加齢臭のする男性は必ず嫌われます！　これは断言できます。**

加齢臭は、その人の人柄や性格がどれだけよくても、生理的に受け付けてもらえないのです。

相性うんぬんの前に、まず信頼されません。**仕事の能力や性格以上に整えておくべきものは、匂いなのです。**加齢臭がしないことは、できる男の条件として欠かせません。

最近、どうも上司とうまくいかない、後輩に慕われないなぁと感じる男性は、まず匂いを変えてみましょう。いい匂いのする男性は、好感度が上がるでしょう。

そもそも、加齢臭とは一体何なのでしょうか。

その言葉通り、**老化の結果、出てくる「ニオイ」**です。

私たちの皮膚は、潤いを保つために皮脂腺から皮脂が分泌されます。その皮脂は、老化によって質が変化し、〝酸化〟します。そしてノネナールという青臭くて、脂臭い物質を作り出します。このノネナールこそ、加齢臭の正体なのです。ノネナールは、**老化やストレスによって多く生成されます**。

ではここで、ちょっとチェックをしてみましょう。以下の質問にふたつ以上当てはまるのであれば、要注意です。

□ 40歳以上である
□ ストレスを抱えている
□ 脂っこい汗をかく
□ 眠りが浅い
□ 一週間に3回以上肉料理を好んで食べる

いかがでしょうか？
ふたつ以上当てはまったあなたは、加齢臭対策が必須です！

先ほど、加齢臭の原因のひとつは老化であると書きました。

ならば、**活性酸素の生成を抑える抗酸化食品を取り入れてみましょう。**抗酸化食品を取り入れると、サビないからだ作りにも役立ちます。

●サビないからだ作りのために積極的に取り入れたいもの

・ビタミンC（イチゴ・キウイフルーツ・レモン）
・ビタミンE（アボカド）
・イソフラボン（大豆・豆腐・豆乳）
・カテキン（緑茶）

加齢臭は、シンプルに言ってしまえば、**からだの酸化**が原因です。そこで、抗酸化のために、ビタミンCをからだの内側にも外側にも取り入れるといいのです。からだの外側のスキンケアでは、ビタミンC配合のものを選び、内側には果物を積極的に取り入れる生活を送りましょう。

さて、**加齢臭は男性だけのものではありません。もちろん女性にもある**のです。

もともと女性ホルモンには皮脂の分泌を抑える働きがあるため、加齢臭というと男性のほうが目立ちますが、女性の更年期症状のひとつとして、汗をかくと硫黄《いおう》物質が分泌されて、雑菌が繁殖し、ニオイを発しやすくなるということがあります。

中年男性、中間管理職のあなたが、周りから「独特のニオイがしている」と言われないために、そして娘さんから「お父さんの洗濯ものは、絶対別にして！」と嫌がられないためにも、そして女性のあなたも、今日からサビない気持ちと体質作りを始めてみませんか？

加齢臭対策ミストの作り方

＊用意するもの

- 30 mlの遮光瓶（スプレータイプ）
- 無水エタノール（3〜5 ml）

●精製水（25～27ml）
●加齢臭に有効なエッセンシャルオイル（コーヒー・ひのき・ライム・ジュニパーベリー・ライム・ペパーミントなど）

＊作り方
①遮光瓶を消毒する（よく乾かしておくこと）
②遮光瓶の中に3～5mlの無水エタノールとエッセンシャルオイル（コーヒー5滴&ひのき3滴&ジュニパーベリー2滴&ライム2滴&ペパーミント3滴）を入れる
③精製水を25～27ml入れて蓋をしめ、よく振って出来上がり

＊使い方
からだのニオイが気になってくる午後に。まずは、汗を拭き取ってニオイの気になるところにシュッとひと吹きしましょう。

＊注意点
防腐剤が入っていないため、45日を目安に使い切りましょう。

＊めんどくさがりやのあなたには

ここで紹介したオイルをすべてブレンドしなくても、いくつか選んでもかまいません。

また、**気になるニオイは、隠すのではなく、「拭き取る」のがポイントです。**「拭き取る」ついでに、ハンカチにペパーミントのエッセンシャルオイルを1滴垂らしておくと清涼感があり、清潔感もアップです。

好きな人はいない！臭い上司、臭いタクシー、臭い会議室

人に不快を与える要因となるニオイのトップ2は、**加齢臭とたばこのニオイ**です。

タクシーに乗ったときに、運転手さんの加齢臭が強くて車内空間がとても淀《よど》んでいたりすると、失礼で申し訳ないと思いながらも、窓を開けてしまうことがあります。これでは気持ち悪くなって、車酔いも引き起こしかねません。お客さんを運ぶというサービス業をしている限り、ニオイにまで気を配ってもらいたいものですね。

加齢臭は、耳の後ろ側あたりから強く出ると言われています。除菌効果のあるウエットティッシュなどを常備して、マメに拭き取る習慣をつけてくれればかなり違うと思います。さらに、88ページで紹介したようなスプレーをひと吹きしてくれると、みるみるうちに車内環境は変わり、お客さんも快適に過ごすことができるでしょう。

タクシーは狭い密室なので悪臭のパワーが強烈ですが、同じように小さな会議室のニオイも、意外にキツイものです。たばこの煙のニオイがスーツに染み込んだ人がひとりいる

だけで、また、加齢臭のキツイ人がひとりいるだけで、会議室のニオイが、その人に左右されてしまうこともあります。嫌なニオイの中での会議——想像してみてください。しかめっつらした人たちがイライラしながら進める会議がどんなことになるでしょうか……。

もうひとつ、会議の定番である**コーヒーにも注意**です。コーヒー自体はとてもいい香りですが、コーヒーを飲んだあとのブレスケアを怠ると、強い口臭の原因になります。これは水を飲んだり、ミントやガムでケアすることで防げます。

部下が、あなたの指示をいや〜な顔で聞いているとしたら、あなた自身のニオイが影響しているかもしれませんね。同じく、上司からいつもガミガミ言われているとしたら、あなた自身のニオイを整えることから始めてはどうでしょうか？

他人のニオイについては、指摘しにくいものです。自分でケアするしかないのです。

自分の口臭を自分で調べる方法

どう思われているのか気になるのが口臭。口臭が気になって話の内容を覚えていない……なんて経験がある人もいるのでは？　もしくは、コミュニケーションをしているとき、相手が不快な顔をしていることはありませんか？

自分ではなかなかその不快さに気がつかないのが口臭です。

では、自分の口臭を知るにはどうすればいいのでしょうか？　ここでは、コップさえあればできる簡単な口臭のチェック方法をご紹介しましょう。

まず、コップに息を吐いて手で蓋をします。そして1〜2分経《た》ってからニオイを確認します。たったこれだけです。自分自身の匂いに慣れていると、悪臭と判断しづらいこともあるので、そんなときは口臭を数値化できるブレスチェッカーでチェックしてみてくださいね。

あまりにも口臭が気になる場合は、歯周病の可能性があります。歯医者さんで診《み》てもらうとよいでしょう。

気になる口臭予防には、緑茶もしくはフェンネルが効きます。緑茶に含まれるカテキンは抗菌力が強く、口の中の雑菌の繁殖を抑えてくれます。なので、食後にお茶を飲むだけで口臭予防になります。フェンネルは、インドカレー屋さんに行くと最後のお口直しにもらえ、噛《か》むと刺激的で甘みのある香りがして口の中がすっきりします。スーパーの香辛料コーナーで購入できますので、探してみてください。

また、口臭は、口内の唾液の分泌の悪さも影響するので、**唾液が少なくなってきているなと感じたら緑茶を飲みましょう。**ずっとお話を楽しんでいらっしゃる方は、案外口臭が気にならないのです。コミュニケーションそのものが口臭予防なんですね。

自分の匂いをしっかりと把握して、自分に合う口臭対策を始めましょう。

食欲を誘うみんなの大好きなにんにくが悪臭になるのはなぜ？

　パスタには欠かせないし、餃子にもやっぱり欠かせない。どうしても食べたくなるような中毒性のあるにんにくは、味に深さを出してくれるだけではなく、滋養強壮の役目もあるから、本能的に人間の食欲を誘うのだろうと思います。

　いわゆる「にんにくクサい」と言われるのは、にんにくの主成分であるアリシンによるものです。このアリシンには、風邪のウイルスを退治するなどの効能があります。無臭にんにくは、アリシンを取り除いたものであり、ニオイがないものの、からだにいいと言われる効果は多少減ってしまいます。

　ここでは、ニオイケアを知って「今日もにんにくを食べても大丈夫！」と言えるようになりましょう。

　このアリシンの**ニオイを消すには、牛乳がオススメ**です。牛乳のタンパク質とアリシンが結合して、ニオイを出にくくするからです。にんにく料理を食べて帰宅したら牛乳を一杯飲んで口臭予防をすることです。あと、**梅干しやレモンもいい**でしょう。ニオイの特徴を知ってケアすれば怖いものはありません。

自分の発するニオイは、自分でコントロールできるものなのです。

第3章

「いい匂い」で、つらいことは乗り切り、幸せを呼び込もう！

香りがうつ病に効く

日本では、うつ病の方が400万～800万人いると言われていますが、実際に医療機関を受診される方は100万人にすぎません。

「なんだか、体調がすぐれないなぁ」という方から、「不眠」に悩む方まで、うつ病の症状の幅は広く、程度も様々です。うつ病は心療内科や精神科で抗うつ剤を処方してもらうなどの適切な処置を受ければ治る病気ですが、薬で治すことに抵抗感がある方がまだまだ多いようです。また、**うつ病とまではいかない「うつ状態」で悩む人**もいて、そういう方は、通院までは考えないようです。


そこで、香りを使った治療法をご紹介しましょう。

環境や感情の変化にあわせて、血液循環、呼吸、体温調節、ホルモン分泌などをコントロールしているのが自律神経です。自律神経には、交感神経と副交感神経があり、シーソーのような関係でバランスをとっています。

自律神経失調症とは、このバランスが乱れていることですが、ストレス過多な状況の場合、交感神経が常に優位な状態になってしまい、副交感神経がうまくはたらかなくなっています。

症状としては、動悸《どうき》、息切れ、疲労感、冷えやのぼせ、イライラ、不安感、不眠です。

自律神経は「好き嫌い」という感情に左右されるので、好きな匂いを取り入れることで、このバランスを整えることができます。

アロマテラピー（芳香療法）すなわち「香りを用いた療法」が、うつに効くことをご存じの方もいるでしょう。

例えば、**オレンジ・スイートの香り**は、１９７０年代に入って、ミラノの植物誘導体研究所所長のパオロ・ロベスティが**「うつや神経症に効果がある」**と言ったことが知られており、昨今の老人ホームなどで積極的に取り入れられています。

やさしい匂いを嗅ぐと気持ちが緩みますね。気持ちが緩むと筋肉の緊張が取れ、血液循環がよくなるという素敵な連鎖が起こります。

これから日々の疲れは、香りを取り入れながらセルフケアしていきましょう。

匂いのない世界だから、ネットだけの付き合いは疲れる

Webの世界（メールやSNSなど）にのめり込んでしまうと、他者のしていることを意識しすぎてしまい、気がつかぬうちに自分と比べ、疲れを感じやすくなりますよね。

これは、なぜなのでしょう？

その理由は、**相手の想いや気配を直接感じることのできない「匂いのない世界だから」だと、私は思っています。**

画面では楽しそうに見えても、自分の気持ちが相手に追いつかなかったり、違和感があると、つらくなってしまうのです。

便利この上ない「ネット」ですが、使い方を誤ると自分を疲れさせてしまったり、相手をしんどくさせたりするのだということを理解しておかなければいけません。

ネットの先にいるのは、匂いある人間です。本来は、直接会って関係を築いてこそ、「安心し、信頼し合える」ものだと思うのです。**匂いを感じられない環境で「相手を判断**

する」というのは、とてもエネルギーのいることですから、疑い深くなったり、疲弊して当然です。

私は、ＳＮＳで会話をするときは、**ひのきのエッセンシャルオイルをＰＣのそばで焚いています。**これは、林業に従事している方から教えていただいたことがヒントになっています。その方は、**「山に入り、森林の香りに誘われると、前向きな答えしか出ない」**とおっしゃっていたので、それ以来、私はひのきの香りを活用しています。

実際、森林浴作用のある香りには、頭の中をクリアにしてくれたり、頭脳明晰《めいせき》作用や、前向きな気持ちにしてくれる作用があります。ＰＣ作業が煮詰まってくる頃にもオススメの香りです。

ＰＣ作業に使える前向きになれるミストの作り方

＊用意するもの

- 30ml の遮光瓶（スプレータイプ）
- 無水エタノール（3～5ml）
- 精製水（25～27ml）
- 前向きになれるエッセンシャルオイル（ひのき・レモンなど）

＊作り方

①遮光瓶を消毒する（よく乾かしておくこと）
②遮光瓶の中に3～5mlの無水エタノールとエッセンシャルオイル（ひのき10滴&レモン5滴）を入れる
③精製水を25～27ml入れて蓋をしめ、よく振って出来上がり

＊使い方

ＰＣ作業中のモヤモヤしてきたときに。いいアイデアが浮かんでほしいときにシュッとひと吹きしましょう。

＊注意点

防腐剤が入っていないため、45日を目安に使い切りましょう。

＊ワンポイントアドバイス

ひのき、レモンなどの香りは、すばやく頭部にはたらきかけます。気分を切り替えたいとき、新しいアイデアが欲しいときにオススメの香りです。

＊めんどくさがりやのあなたには

ここまでするのはめんどくさい、という方には、ここに紹介したエッセンシャルオイルを中心に、お気に入りの香りをひとつ見つけて、アロマショップなどで購入するのでも大丈夫です。オフィスの場合はアロマポットを置くわけにもいかないでしょうから、オイルをハンカチやコットンに1滴垂らして、そばに置くだけでＯＫ。作業に疲れてきたら、積極的に香りを吸い込んで、頭をスッキリさせましょう。

満員電車を快適に過ごす方法

本来は「いい匂い」のはずが、スメハラ（スメル・ハラスメント）になってしまうこともあります。スメハラとは、匂いによる嫌がらせのことです。困ったことに、**スメハラには、本人が迷惑をかけている自覚がない**場合が多いのです。

一度、我が身をふりかえってみましょう。

東北大学大学院文学研究科准教授で、匂いの心理学を専門とする坂井信之氏は、**自分が好きな人ならば、その人の匂いも好きになり、逆に嫌いな人ならば、その人の匂いも不快に感じてしまう**という自然現象について研究されています。これを「バランス理論」と言います。

しかし、私たちは、知らない人へは常に警戒心を抱くので、嫌いになる可能性のほうが高いのです。例えば、電車内の人は、ほぼ知らない人です。ですからその人から放たれるニオイは警戒され、結果として「クサい」と判断する確率は高くなります。さらにそのニオイが、濃く、強くなればなるほど、嫌悪感が増してくるのです。

いつも**被害を感じているあなたも、もしかしたら誰かの加害者になっているかも**しれませんよ！　一度自分がつけている香水などの匂いをチェックしてみましょう。

私も満員電車が苦手です。人が多いというよりも、あの独特なニオイが嫌いなのだと思います。湿度の高い日は、より一層、車内のニオイがこもります。そのなんとも言えないニオイに、朝から体力・気力を奪われる方は、私だけではないはず。

そんなときは、**ペパーミントやレモンのエッセンシャルオイル**がオススメです。

ハンカチに1滴落とし、鼻と口を塞《ふさ》ぐようにして、ハンカチを口元に当て、大きく大きく呼吸します。**鼻が消毒されていくようなすっきりとした感覚は、満員電車の憂鬱《ゆううつ》を吹き飛ばしてくれます**。一度、お試しくださいね。

それは〝介護疲れ〟ではなく、〝ニオイ疲れ〟ですよ！

紀元前3000年頃のエジプト文明では、「乳香《にゅうこう》」と「没薬《もつやく》」の香りが神聖なものとされていました。当時は、死後の世界と魂の蘇《よみがえ》りを信じていて、魂が帰ってきたときの入れ物としてミイラを作りました。そこに「乳香」と「没薬」を詰めていたのです。

昔から、香料を焚くのは、崇拝する神と人間とを仲介するためでした。人々の願いを天上の神に届けるために使われていたそうです。

「没薬」は、別名ミルラとも言われ、ミイラの語源とされています。また、それには、祭壇に捧げた生け贄《にえ》のニオイを消す効果もあったと言われています。実際、数多くの木々の香りには、抗菌・消臭作用があります。

日本についても見てみましょう。『日本書紀』によると、仏教とともに香木が淡路島に伝えられ、焚かれるようになりました。科学的な知識がなかった頃から、経験的に伝えられた知恵によって、匂いには何らかの効用があると人々は知っていたのですね。

昔からの知恵が、現代につながることがあるとすれば、「〃ニオイ疲れ〃を解消するには、匂いを活用しよう！」ということです。

〃ニオイ疲れ〃という言葉に耳馴染みのない人もいるでしょう。実は、**現代の介護疲れは、ニオイ疲れ**だという説があります。介護ベッドのニオイ、排泄物のニオイ、湿気のニオイ、活気のない、取り除くことが難しいニオイが、周りを悩ませます。

そこで、昔からの知恵を活用してみませんか？

対処法は、**まずしっかりと空気を入れ換えて、竹炭・空気清浄機を使い、浄化すること。**

芳香する前にしっかりと異臭を取り除き、それから白檀《びゃくだん》や乳香・没薬・ひのきのエッセンシャルオイルを芳香器に入れて、ニオイの気になる夕方から焚くと、その場の空気を浄化できます。

介護疲れを防いだり、自分の体臭が気になるときの消臭ミストの作り方

＊用意するもの

●30mlの遮光瓶（スプレータイプ）
●無水エタノール（3〜5ml）
●精製水（25〜27ml）
●介護疲れ防止、体臭防止のエッセンシャルオイル（白檀・乳香・没薬・ひのき・杉・ヒバなど）

＊作り方

①遮光瓶を消毒する（よく乾かしておくこと）
②遮光瓶の中に3〜5mlの無水エタノールとエッセンシャルオイル（白檀5滴&乳香5滴&ひのき5滴）を入れる
③精製水を25〜27ml入れて蓋をしめ、よく振って出来上がり

＊使い方

ニオイの気になるところにシュッとひと吹きしましょう。

＊注意点

防腐剤が入っていないため、45日を目安に使い切りましょう。

＊ワンポイントアドバイス

疲れたとき、しんどいとき、運動不足のときに、体臭は悪臭に変化します。

ですので体臭が気になるのは、朝より夕方が多いでしょう。まずは、からだ表面に流れる汗と皮脂を拭き取り、このミストをニオイの気になるところに振りまきましょう。

介護対象者だけでなく、自分の体臭にももちろん効果大です。

＊めんどくさがりやのあなたには

ここで紹介したオイルをすべてブレンドしなくても、ひとつ、ふたつ選んでもかまいません。

また、入浴時に、手軽にできる方法があります。

ここで紹介したエッセンシャルオイルの中から、お気に入りの香りをひとつ見つけて購入し、3〜5滴お風呂に垂らせば、「香り風呂」を楽しめます。

入浴の際にエッセンシャルオイルを用いることで、その効果が加わり、清潔度もアップします。

幸せを運ぶ「香り」ってどんな匂い？

香りには、ふわっと漂って空間をコントロールする役割があります。ですが、個人や個体が発する匂いは、こちらから「くんくん」と積極的に嗅ぎにいかなければ、それが甘い匂いをしているのか、すっぱい匂いをしているのかわかりません。

いい匂いがすれば、その匂いを、ゆっくりと噛みしめながら深く吸い込みたくなります。逆に、嫌なニオイがしたら、すぐさまハンカチで鼻を押さえたい衝動にかられます。

匂いとは、面白いもので、相手から受け取る匂いで自分の気持ちが動くこともあれば、同様に、自分の発する匂いで相手の心を動かすこともできるのです。

香りほど、人を物語るものはないと言います。だからこそ私は、もっと、自分の身につける香りにこだわってもいいのでは？　暮らしの中の香りにこだわってもいいのでは？と思います。

私が経験の中で思うことがあります。

・いい匂いがする人はモテる
・いい嗅覚を持っている人は手料理が上手
・香りのセンスがいいのは運がいい人ばかり

といったことです。根拠を説明しようと思えばできますが、これらは基本的に、私の経験上で見つけたことです。

匂いの特徴を知り、取り入れることで、素敵な対人関係が築けたり、暮らしが楽しくなるから不思議です。

匂いは、今日から誰にでも取り入れられること。匂いを意識した暮らしを始めてみませんか？

「香り」で女性は変わる。優しくなる。免疫力もアップ。いいことだらけ

女性の感情は、めまぐるしく変わるもの。

最近、しなやかで優しい気持ちを持っていますか？

女子会に違和感を持ってしまったり、ワーキングウーマンで休みなくバリバリきりきりしていたり、子育て中のママが心の余裕がなくなっていたり……など、戦闘モードになったりしていないでしょうか。

緊張していたり、気持ちが戦闘モードになったりしていると、その緊張が相手に伝わるものです。「なんだか、あの人機嫌悪そうだなあ」と感じるときは、大抵その通り機嫌が悪いのです。かわいらしさを失ってピリピリしていると、周りから敬遠され、女性の扱いをされなくなるのです。

私がスポーツジムに通っていたとき、自分の直感を信じて生きているかわいい女性に出会ったことがあります。スポーツの後でも着衣が乱れることはなく、彼女の髪の毛からは

いつもふわっとフルーツのいい香りがしていました。そんなふわふわとしたいい雰囲気といい匂いをいつも醸し出しているので、彼女は目立ちました。こういう女性を「しなやかで優しい女性」というのだなと妙に納得していました。

想像してみてください。

しなやかで優しい女性は、いい匂いがしていそうな雰囲気ではありませんか？

まずは目を閉じて、あなたが思う「いい匂いの女性」を想像してみてください。

シャンプーの香りがしている？

優しい花の香りがしていますか？

実は、**「いい匂いを感じる」だけでも、高ぶった感情や抑圧した想いを平常心にしてくれます。**それは、匂いを鼻から吸い込むと、脳の神経細胞から、神経伝達物質が放出されるためです。それが自律神経のバランスを整えたり、女性ホルモンのバランスを調整したりします。「いい匂い」なら癒し効果で明らかに心が穏やかになり、「嫌なニオイ」だと、神経のバランスが崩れるのです。

「いい匂い」や「好きな香り」を嗅ぐことが、女性らしい軽く柔らかい気持ちを取り戻す心理的効果となるし、また同時に、疲れたときや怒りを感じるときに下がってしまう免疫

力を向上させるのです。

そのためにはどんな匂いを取り入れたらいいのでしょうか？

女性らしさを取り戻すのは、やはり「花の香り」です。花屋さんでいい香りのする花を選んだり、週末にハーブ園に行って、気持ちよく背伸びをしたりしてきてください。

そして、男性のみなさんにもお願いがあります。身近な女性がいい匂いを発していたら「今日は、いい匂いだね」と言葉をかけてくださいね。この言葉には、「君、かわいいね」と同じくらいの効力が実は、あるのですよ。

毎日、着る服を選ぶように、香りにも変化をつけよう

英語の「wear」という単語には、「(服を)着る」という意味の他に「(香水を)つける」という意味があります。

シャネルの創始者、ココ・シャネルは、早くから「洋服作りの次は、香水を作りたい」という願望を強く持っていて、自分の思い描く香りがあったと言います。そしてその思い描く香りを、調香師のエルネスト・ボーに依頼し、「シャネルNo.5」が1921年に誕生します。クリスマス前になると毎年流れるCMが印象的です。

ここからも**洋服と香りの関係性**が想像できますよね。

洋服には、季節ごとのトレンドがあります。ということは、香りにももっと変化をつけてよいはずです。意外と、年中同じ香水をつけていたりしませんか?

同じ香水をつけていても、気温や体温の変化で香りの立ち上がり方が違うので、変化はつくのですが、少なくとも**衣替えをする季節に、香りも着替えるとよい**と思います。

洋服だけではなく、香りもセットでセルフプロデュースができれば、もっと女性らしさが演出できるに違いありません。

ココ・シャネルが口にしている言葉で私の好きな言葉があります。

「もしもあなたらしい品や知性を醸し出したいのなら、匂いもなくてはならないのよ」

実は、ロングヒットが続くシャネルのNo.5の香水には、秘密が隠されています。

ココ・シャネルには「まだ誰も身につけたことのない香りを作りたい」という強い願望があり、それまで天然香料を中心に作ることの多かった香水から、初めて合成香料を使って調香した一本が、No.5なのです。

この香りは、アルデヒドを中心に構成されています。アルデヒドとは、合成香料であり、強い脂肪臭の香りです。それが今は、「近代的、都会的な印象を持たせてくれる香り」と言われているのです。

そのアルデヒドですが、どんどん希釈していくと、人肌の匂いに近づくという説があります。面白いですね。そういう理由でこの香水は、長く愛されているのではないでしょうか。

旅先で出会う、新しい匂い

旅に出ると、新しい匂いにたくさん出会えます。飛行機で初めて異国の地に降り立ったときほど、匂いの違いを意識することはありません。狭い飛行機の中から外に出ると、その解放感も手伝って、ごく自然に大きく息を吸い込んでしまう人が多いことでしょう。そのときに、日本の空気の匂いとは明らかに異なっていることに気づくでしょう。「ああ、外国に来た！」と強く思う瞬間です。

日常の中にも、匂いは常に存在しているのですが、人は同じ匂いを約4秒嗅ぎ続けると、匂いそのものに慣れ始めるそうです。同じことを毎日繰り返していると生活にハリがなくなるように、**同じ場所で生活していると、匂いのレパートリーは増えていきません。旅をすることは、あなたの嗅覚を育てることでもある**ので、ぜひ、積極的にいろんな場所へ足を運んでください。

旅先では、現地の名産物を進んで食べましょう。その土地の気候や、そこで採れる食材にあう独特な味付けがあります。スパイスから、その国の風土を感じたりするものです。

例えば、八角などは、とても個性が強くて苦手な人もいますが、四川料理の担々麺には、入っていないとおいしくない！　ということになるでしょう。

さぁ！　匂いを感じる旅に出かけましょう！

売れている店は、いい匂いがする!?

私たちは買い物をするとき、好みの色や、形や、デザイン――すなわち主に「視覚」を使って買いたいものを判断しています。『五感刺激のブランド戦略』（マーチン・リンストローム著　ダイヤモンド社）によると、**私たちが得る情報の87％は視覚からだと言われているのです。**

では残りの13％は何でしょう？

なんと、それは、嗅覚なのです。

例えば、私たちが「おいしそうだなぁ」と思う感情の75％は、匂いがもたらしていると言われています。

いい匂いのする店は、活気があって、ついつい引き寄せられてしまいます。焼きたてのパンの匂いに誘われてパン屋さんに入ってしまうとか、映画館に入るとあのポップコーンの匂いにつられてつい買ってしまうとかいった経験は、誰しもあるでしょう。**「買いたい！」という気持ちを作るのは、実は匂いなのです。**

食通ともなると、口にしなくとも匂いを嗅いだだけで、どの店の料理か当てられるといいます。活力が湧いてくる焼肉屋さんも、匂いの力が大きいですよね。

また、匂いは記憶と結びついているので、いい匂いのする店は脳の海馬に蓄積されて思い出されるようになるため、リピート店になりやすいということも特徴です。

食べ物の購買欲を「匂い」が左右しているといっても、当たり前すぎて面白くないかもしれません。

ところが、**食べ物屋さんでない店でも、実は「匂いにつられて……」ということは多多あります**。

私が「匂いショッピング」をしに行く店は本屋さんです。

「本が好き」というのもありますが、「本の匂い」が落ち着くのだと思います。ページをめくるときの独特の「本の匂い」、つまり「紙とインクの匂い」が私を落ち着かせるのでしょう。紙の本と電子書籍が違うところは、きっと「匂い」なんでしょうね。

また、洋服屋さんでも、入り口でお香を焚いているところが結構あります。肌に直接つける洋服は自分を包んでくれるもの。無意識のうちに「落ち着く匂い」を刷り込まれているのかもしれませんね。その他にもアロマの香りがする雑貨屋さんなど、香りを上手に使っている店は、買い物の予定もないのにお客さんがふらりと入ってきたりします。また、飲食店で、トイレにお香を焚いているところは、気遣いのある店だなと思って印象がよくなったりもしますよね。

そもそも「嫌なニオイ」がする場所には、長くいたくないですし、お客さんの足はすぐに外に向いてしまいます。〝わかっているお店〟は、上手に匂いを活用しているのかもしれません。

ところで今、「テレビショッピング」や「ネットショッピング」がとても便利です。しかし、そこには「匂い」が存在しません。ネットショッピングもいいですが、やはりなんとなく買い物がつまらないように思えてしまいます。

嗅覚を磨いて、いい出会いを引き寄せよう

この世の中、無味無臭ということは、ありません。私たちは日々、いろいろな匂いに包まれて生活しています。ですが、嗅覚はとても慣れやすいので、毎日嗅いでいる匂いを理解することが実は難しいのです。

自分の体臭を表現できる人は、いますか？　おそらく誰もいないのではないでしょうか。

自分の中の匂いは、感じないのです。そして、自分と違う匂いを、「匂い」として感知します。**「自分と違う匂い」を発見することが、自分の好きなものを見つけたり、相手との相性を測るポイント**になります。

嗅覚は、磨くほどに鋭くなっていきます。たくさんの匂いに注目してみることで自分の感覚が研ぎ澄まされ、いいものに対するアンテナが敏感になり、いい出会いを導いてくれますよ。

暮らしの中の匂いに注目するときのポイントを教えますね。

①目を閉じて嗅ぐ（私たちは、視覚に頼りがちです。目を閉じて、鼻を利かせましょう）。
②匂いを嗅いだら、思いつくまま、ありのまま、自由にイメージにまかせて言葉で表現します。この「匂いを言葉で表現する」というのが、匂いレパートリーを増やすポイントです。遊び心をたっぷり入れ、自分だけの言葉を使って表現すると面白いでしょう。

こうして、**生活の中の匂いに注目してみると、漠然と触れていたものに対しても愛着が湧いたり、大切にしようと思えてくる**ので不思議です。今までの視点とは違う匂いに意識を向けて、あなたの好きなもの、好きな人、いい感覚を再発見していきましょう。

「いい匂いのする家」では、夫婦ゲンカが少ない⁉

お世話になっている建築家の方に聞いた話です。

国土交通省は平成32年度までに新築住宅・建築物の省エネルギー基準適合率を100%にすることを目標としています。住宅の省エネルギー化は、地球の温暖化の防止のためであり、限りあるエネルギー資源対策ですが、住宅の断熱化のメリットは、それだけではありません。住宅内に生じる温度差が小さくなるため、低い温度でも温度ムラのない快適な住空間を実現し、ヒートショックの予防につながると言われています。

これは環境のため、人の健康のためにはいいことですが、匂い環境には問題があります。住宅の高気密化がすすめば、家の匂いはこもりやすくなります。日中は働いている方も多いので、窓を開けっぱなしにできませんよね。ですが、いつも閉めっぱなしでは換気が追いつきません。

おそらく、**これからは今まで以上にもっともっと、各家庭の匂い環境を日々の生活の中**

で整えることが必須になります。

住環境の匂いが悪くなると、どうなると思いますか？

きっと、知らず知らずのうちに家にいることが息苦しくなり、疲れるでしょう。気がついたときには、家族のケンカが絶えない家になっているかもしれません。

「住み心地のよい家」を作るために、これからは片付けや収納だけではなく、匂い環境を整えることも間違いなく重要になるに違いありません。

トラブルが起こる「運気の悪い」家は、決まって、ニオイ環境も悪い

夫婦ゲンカだけではありません。

家庭内暴力、引きこもり、虐待、ご近所トラブルなど、社会問題となる多くのことに共通して言えるのは、問題の起こる家が、決まって散らかり、汚れていること。実際に訪れたわけではないですが、報道を見るだけで、「いい匂い環境にはない」であろうことは容易に想像がつきます。

ただし、「じゃあ、とりあえず、いい匂いを振りまけばいいわけね！」と、そのまま芳香剤を置いたり、スプレーしても意味はありません。

壊れたものが置きっぱなしだったり、掃除していなくて汚れていたり……という環境で「いい匂い」をプラスしても、それは「いい匂い環境」とは違います。

本当の「いい匂い環境」を作るためには、汚れたもの、壊れたもの、散らかっているものなど、マイナスの印象を与えるものを、まずなくすのが大前提なのです。

どんな匂いも、重ねすぎると悪臭になります。好きな香水だって、片っ端からあれこれ全部つけたら、ひどいことになります。**清潔な状態にしてから、ようやく「好きな香り」をプラスする**ことが大切なのです。

「いい匂い」とは、「深呼吸したくなる匂い」です。悪臭を抑えながら、そこに芳香をプラスしたとして、その空気を、あなたは深く吸い込みたくなりますか?

運気のいい家にするためには、清潔であることが大前提なのです。そして、**清潔な環境にこそ、いい匂いは、漂うことができる**のです。

第4章

あなただけの香りを見つけて、もっと輝く！——香りを作ってみよう

いい匂いの自分になる前にすべきこと

1 まず、からだを清潔にする

一人ひとり違う体臭。もともと日本人は、肉類や乳製品をあまり食べず、お風呂好きで、清潔な人が多かったため、体臭が少なかったと言われてきました。ところが、欧米化が進むにつれて、食生活、ライフスタイルも変わり、それとともに匂いも変わってきています。

体臭とは、毛穴から出る汗と皮脂と汚れと、一人ひとりのホルモンバランスによって変わる特有のニオイから構成されています。若い世代と歳《とし》をとった世代では、体臭の原因は違ってきますが、概《おおむ》ね、**皆に当てはまるニオイの原因は「汗」、その次は「皮脂」**です。

全身に分布しているエクリン汗腺から出る汗は、無臭です。ですが、からだについている雑菌と反応するとニオイが発生します。

例えば、**足の裏のニオイ**。足の裏には、エクリン汗腺が多いので汗をかきやすく、夏場は雑菌と混ざりやすいために足の裏特有のニオイを発生させます。

また、**わきの下や股間**に分布しているアポクリン汗腺から出る汗は脂肪やタンパク質を含んでおり、より雑菌と反応しやすく、ニオイは〝すっぱい〟のが特徴です（ワキガもここに入ります）。

もうひとつ、毛穴を通して、皮脂腺から皮脂を分泌すると、ニオイを発します。皮脂腺は、私たちの皮脂の出口です。皮脂は、皮膚の潤いを保ち、私たちの皮膚を守っているのですが、分泌され、時間が経つにつれて、汗と混ざり合ったり、細菌と脂肪が分解されることによってニオイを発します。例えば、毛穴の多い頭皮のニオイです。

汗をかくことは、悪いことではありません。老廃物を放出するためにも体温調節をするためにも。ですが、**汗をかいたらこまめに拭き取ること。からだを清潔に保つこと。**これが体臭を防ぐ一番の予防であることを忘れてはいけません。

もうひとつは、食生活です。にんにくが指についてしまうとなかなかニオイがとれませんよね。ニオイの強いものは、口臭、体臭につながりやすいのです。**ニオイを浄化する食べ物には、食物繊維**が多く含まれています。多くとることを心がけましょう。

＊食物繊維が多く含まれている食べ物——オートミール・納豆など。

2 鼻呼吸する

私たちは、絶え間なく呼吸しています。呼吸をする方法は、ふたつ。鼻呼吸と口呼吸です。匂いを感じるためには、鼻呼吸でなければいけません。ですが、驚くことに小学生以下の児童に至っては、なんと8割が口呼吸をしているというのです。また、日本人は、慢性的に鼻炎や蓄膿症《ちくのうしょう》にかかっている人が多いと言われており、大人でも鼻の調子が悪いときは、口呼吸をしているのです。

鼻呼吸のはたらきは、匂いを感じるだけではありません。**脳のクールダウンを促し、リラックスに導いたり、からだの中にほこりや菌が入ることを防いでくれたりします。**

普段なにげなくしている呼吸を、鼻呼吸にしてみませんか?

鼻呼吸のポイントは、**「脱力すること」「吐き切ること」**、このふたつです。ぜひ、試してみてください。

●脱力することから始まる正しい鼻呼吸の方法

私は、月に一度、操体法を習い、からだを整えています。操体法を知るまで、正しい呼吸の方法も知りませんでした。そして自分のからだの力を抜く意味もわかっていませんでした。

操体法とは、基本的な前屈や後屈、ねじりなどを、痛みのない、つっぱりのない方向へ動かしながら、からだの左右のバランスを整え、「ストン」と力みを抜く方法です。この全身脱力法は、からだに負担をかけることがないので老若男女問わず、いつでもどこでもできます。

仕事がスムーズに進まないとき、からだが重たいときなど、ちょっとした隙間時間に行うことができるのでオススメです。

頭のてっぺんから足の先まで脱力した状態でする**鼻呼吸は、口から吸い込む呼吸よりも自然に深く長く吸い込むことができ、血液が全身に巡るのを実感できます。**心身ともにとても気持ちよいのです。

●座ったままできて簡単！　自力操体（脱力の方法）
①両手を挙げ、クロスするように握手する
②息を吸いながら上に上に握手した両手を伸ばす
③一気に肩から腕を下ろし、息を吐き切りながら脱力

●気持ちよい鼻呼吸のためには、まず吐き切ることから

喘息《ぜんそく》を患っている子どもは、「息を吸えないから苦しいのではなく、息を吐けないから苦しいのだ」と聞きます。

息をしっかり吐くことができれば、自然と吸い込めるようになります。

母親の胎内から出てくる子どもの誕生も「泣くこと」つまり、「吐くこと」から始まります。いい空気を吸い込むことばかり意識せずに、まずは、からだの中の息を全部吐き切ること。ここから気持ちいい、深い呼吸が始まります。

匂いは、自分自身

消臭という言葉がありますが、ニオイは、消すものではなく、うまく変化させるものです。

自分の匂いは、自分でコントロールしながらセンスアップしていきましょう。

好きな匂いがどんどん増えていく生活が理想です。

これまでにも何度か言いましたが、一般的には、**男性よりも女性のほうが匂いに敏感**です。これは、日頃から身だしなみに気をつけ、清潔でありたいという意識が高いからだと言われています。

ところで、悪臭はすぐにわかりますが、**いい匂いはどのように取り入れ、人と差をつければよいのでしょうか**。

ここから、私が取り入れている「匂いで差をつける方法」をご紹介します。

まず、匂いで人と差をつけるためには、匂いの特徴を読みとらなければいけません。

匂いには、大きく分けて2種類あります。

「作られた匂い」（合成香料）と**「自然の中の匂い」（天然香料）**です。

私の中でわかりやすくたとえると、時計・靴・洋服・バッグなど、上から下まですべてをブランドオンパレードのマニュアル型さんが身につけているのが「作られた匂い」であり、オーガニックコットンのブラウスや手作り作家さんが作るバッグなどハンドメイド好きの個性型さんが「自然の中の匂い」を使うイメージです。

もうひとつ、混合型もあります。時計だけはデザイン性の高い品質のよいブランドを取り入れるけれど、残りは自分の感覚で気に入ったものを選ぶという人です。

あなたは、日常にどのような匂いを取り入れたいですか？

匂いは、相手に与える印象を大きく左右するものです。匂いを身につけるときは、相手のこともイメージしながら取り入れていきましょう。

私たちを助けてくれる、植物の香りの魅力

アロマテラピーという言葉は、造語です。フランス人化学者ルネ・モーリス・ガットフォセが1937年に『Aromathérapie』を著したことにより、この言葉が生まれました。彼は、化学実験中に事故で火傷《やけど》を負ったのですが、その治療にラベンダー精油を使用して、すぐに治したというエピソードがあります。

匂いのある自然の植物には、薬のような作用もあるというわけです。その効能を、昔から今に至るまで、私たちは利用させてもらっているのです。

四季折々の森林浴の香りや花の香りは、私たちをいい気分にさせてくれます。そのような芳香物質をアロマ（Aroma）といいます。その匂いを使って、心とからだの健康に役立てようとする療法をアロマテラピー（Aromatheraphy）といいます。

さらに**アロマテラピーは、嗅覚を刺激し、あなたのもともと持っている本能や感情を目覚めさせ、「快さ」を増し、自分らしいスピードで生きられるようにサポートしていきます。**

それこそ、匂いの持つ力なのです。

自分に似合う匂いを見つける「調香」のすすめ

アロマセラピストは、クライアントの主訴や個性を見抜き、体質や体調にあわせて、その日のトリートメントオイルのブレンドをします。それだけでなく、使用する時間や空間にあわせてイメージ通りのブレンドを提案したり、相手の好みや目的にあわせて、その方だけのアロマミストを提案したりもします。

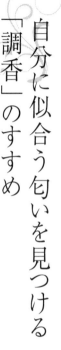

私が大切にしていることは、〝効果効能だけでブレンド〟するのではなく、その方の〝なりたいイメージ〟にあわせて心地よい匂いを作ることです。匂いには効能がありますが、それだけで選ぶことはしないようにしています。「心地よさ」が大切ですが、それはその方にとって、からだがふっと軽くなって、いい気分になるイメージです。

そのときに心地よいと思う匂いは、「その人が欲している匂い」です。そういう匂いを取り入れることで、身体的にも精神的にも生理的にも、大きなプラス効果を生み出します。

例えば、アロマトリートメントにおいて、クライアントが欲しているもっとも適した香りのトリートメントオイルを提案できれば、それだけで**トリートメント前から、クライアントの大きな満足感を導き、トリートメント効果を上げることができます。**

天然の香料においては、「皮膚に塗布した直後の匂い」と「トリートメント後の皮膚に残る匂い」は違います。施術後に、好きではない匂いだけが残っているなんてことが起こらないように、匂いの特性（特に残香）の持続性（揮発性）も考えて調香しなければなりません。

勘違いされる方もいるのですが、自分の好きな香り同士を混ぜればよいというわけではないのです。調香を楽しむには、ブレンドの理論を理解しなければなりません。難しく聞こえるかもしれませんが、ブレンドの理論がわかれば、自分にとってのいい匂いを作れるようになりますし、さらに、アロマテラピーの本質を知ることもできます。**アロマテラピーの本質を知ることは、自分自身と向き合うきっかけにもつながる**のです。

調香は、自分自身の手で香りを創作していく作業です。と同時に、自分と向き合う作業でもあります。どんな香りが自分をホッとさせるのか、自分の心とからだの声に耳を傾ける作業です。ぜひ調香を体験してみてください。**調香を通して「気」が整っていく**ことを実感できるでしょう。

匂いの素材には、天然香料と合成香料があります。天然香料は約1500種、合成香料は約5000種存在すると言われていますが、実際に随時使われているのは、天然香料が約150種と、合成香料が約500種くらいです。

これからお伝えする「自分に似合う匂い」を自分で創る調香は、家でも簡単に実践できる方法で、天然香料だけを使います。方法は、「クラシック・メソッド」と言われており、1960年代のジャン・カールなどの調香師が、エッセンシャルオイルを中心として、数々の素晴らしい香水を製作していた方法です。

自分が必要としている匂いって？
～ナチュラル香水の作り方～

「匂い」にも、人と同じようにいろいろな表情があります。

きびきびとした樟脳《しょうのう》のような匂いもあれば、ゆったりと落ち着いたリラックスを誘う匂いもあります。ひんやりとする匂いもあれば、ほっこりとあたたかさを感じる匂いもあります。また、「あの人が好きな匂いだけど、自分は苦手」ということもありますよね。こうしたことは、匂いそのものの仕業ではなく、実は、匂いを受け取る人の経験値に基づいて判断されているのです。

そんな理由もあって、私は、**自分の必要としている匂いは、自分で創る**ことをオススメしています。

匂い作りのポイントは、**「自然の（中の）匂い」の「質」と「強さ」を考慮して取り入れること**。

精油と呼ばれるエッセンシャルオイルが「自然の中の匂い」そのものです。身近でとても取り入れやすいのです。

アロマテラピーショップや雑貨屋さんに行くと、たくさんのエッセンシャルオイルが並んでいますよね。その種類の多さにどれを選んだらよいのかわからない！　という方も多いのではないでしょうか？

エッセンシャルオイルとは、植物の花、葉、果皮、樹脂、根、種子などから抽出した天然の匂いそのものです。これらは、生活の中にあふれているものも多く、取り入れやすいのです。

そして、その**一つひとつに独特の香りがあり、作用があります**。すぐに香り出して早く消えるものや、香り出すのが遅い分、長時間香るもの……などいろいろなタイプがあります。それぞれ、時間の経過によって香りの表情が変わります。

市販されているフレグランスも、何種類もの香料をブレンドして作られています。ブレンドすることにより、匂いのまろやかさや奥行きを表現することができるのです。

ぜひ、自分のなりたいイメージにあわせて調香してください。

自分に似合うナチュラル香水の作り方（濃度10%）

フレグランスであれば、一度作っておけば比較的長く保存できますし、持ち歩くこともできます。そのときの気分にあわせて取り入れてみてください。

＊用意するもの

- 10 mlの遮光瓶（スプレータイプ）
- 無水エタノール（10 ml）
- お好みのエッセンシャルオイル（15～20滴）

＊作り方

①遮光瓶を消毒する（よく乾かしておくこと）
②遮光瓶の中に10 mlの無水エタノールと、好みのエッセンシャルオイルを合計15～20滴落とす

③ 蓋をしめ、よく振って出来上がり

＊注意点

最初は、アルコール臭が残ります。２週間くらい置いてから使用します。

＊使い方

半年〜1年間使えます。

このフレグランスは、様々な濃度で作ることができます。

ＴＰＯにあわせた「強さ」を加減していきましょう。

●パルファン（濃度20％〜　香りの持続時間5〜7時間　精油の使用量40滴）

豪華さと深みがあり、アフターファイブのパーティーなど改まった席によいでしょう。適量を手首や首筋につけます。

●オードパルファン（濃度15％〜　香りの持続時間5時間前後　精油の使用量30滴）

パルファンとオーデトワレの中間で、パルファンに近い華やかさと深みがあります。適量を手首や首筋につけます。

●オーデトワレ（濃度10％〜　香りの持続時間3〜4時間　精油の使用量20滴）

男性用・女性用共にもっともポピュラーな種類。適量を手首や首筋につけます。女性の場合、香りに奥行きを加えるため、パルファンの下地として併用することもできます。

●オーデコロン（濃度5％　香りの持続時間1〜2時間　精油の使用量10滴）

男性用・女性用共リフレッシュ効果が高い香りが出来上がります。全身にたっぷりつけてもほのかに香ります。スポーツの後、タオルに含ませてからだを拭いたり、湯上がりや就寝前などに最適です。

＊パッチテストの方法

①二の腕の内側をよく洗ってから水分を拭き取ります。

②洗って清潔にした部分に少量をつけます。

③数十分ほど経過した後に皮膚が赤くなっていないか、ひりひりしていないかを確認します。

④異常がなければ、そのまま過ごして約12〜24時間後に皮膚に異常がなければ、皮膚

トラブルを引き起こす可能性は少ないと思われます。

⑤パッチテストをしている最中になんらかの赤みやかゆみなどの異常が見られた場合には、すぐに洗い流しましょう。何日もその症状が続くようであれば、皮膚科などの病院を受診することをオススメします。

調香の基本は、「自分の気持ちを知ること」

いい匂いを創るための4つのステップがあります。まずは第1ステップです。

①あなたの今の心の状況を書き出してください。

心を緩めたい（リラックスしたい）のか、それともがんばりたい（リフレッシュしたい）のか……など、自分に問いかけてみてください。心は複雑ですから、矛盾していて構いません。思いつくまま、なんでも書き出してみてください。書き出すことによって、矛盾を客観的に見ることができます。「そりゃ、もやもやもするな」と自分に納得してしまうかもしれませんよ。

そして第2ステップです。

②今のあなたの気持ちの矛盾を、匂いでイメージしていきます。

匂いに関して言えば、「どれだけの多くの匂いの種類を知っているか」で、表現できるイメージは変わってきます。これは何も、エッセンシャルオイルの種類をたくさん知っているかどうかと言っているのではありません。

暮らしの中にも、匂いはたくさんあります。今まで過ごしてきた大好きな時間、心が休まる場所などを思い出してみてください。そこには、なにかしらの匂いが存在していませんか？　そして、その記憶から、「やっぱり甘い匂いが好きだな」とか、「すっきりとクールになる匂いを創ってみたいな」というようなイメージを膨らませていきます。

気になる匂いから、自分の本心を知ることもできる

「自分でも自分の考えていることがよくわからない」ということがありますよね。

自分の気持ちを深く知ることや、コントロールすることは難しいものです。そんな**自分の気持ちを知るツールとして、匂いを使うことができます**。

匂いについて繰り返し意識していると、気がつくことがあるはず。例えば、「スポーツ後には、いつも甘い匂いを欲している」「眠る前は、ウッディ系の匂いに包まれてベッドに入りたい」など。

暮らしの中の気になる匂い、好きな匂いがあったら、どんなことであれ、何かに書き留めておいてください。**そのとき気になった匂いの一つひとつが、実は、あなたの心模様**です。

匂いとともに、そのときの感情や状況もメモしてみましょう。心に浮かんだそのままを書き記す作業は、あなたの感性を磨くことにもなるので、繰り返すうちに、よりよい匂い

を作ることができるようになるでしょう。また、「この匂いを欲しているときは、こんな感情」というサンプルができてくるので、自分の本心を覗《のぞ》くヒントにもなります。

匂いの世界は、〝感性〟です。「正しい」も「間違っている」もありません。思うまま、あなたらしい言葉で書いておくことが、記憶を呼び覚ます助けになります。その匂いを連想させるキーワードが、あなたの意識の中で広がっていくようになればしめたものです。

実は、調香師の能力は、この〝表現力〟で決まると言われています。例えば、マンダリンとオレンジの香りはどう違うでしょうか。目には見えない香りについて、その印象をどう伝えるのか。――そういったことを言葉にするときの**語彙《ごい》の美しさやバリエーションが、そのまま調香に生かされる**と言います。

そのとき「これは、いい匂いだよ」と言うだけでは、さっぱり伝わりませんよね。どんな表現をすれば自分にも相手にも具体的に伝わるのか想像しながら、丁寧に表現を探してください。

ひとつ、ヒントをお伝えしておきましょう。「痛い」「寒い」などという「感覚」は、相手と共有することができません。ですが、「幸せに感じるね」「優しいね」などの「感情」は、相手と共有することができます。どうぞ、使ってみてくださいね。

香りを、6つに分ける

さあ、あなたにとっての「いい匂い」を創るための第3ステップです。

③自分のイメージする気持ちを分けて、調香の表現方法を知りましょう。

「自分の好きな匂いを表現してみて」と言われても、うまい言葉が思いつかないし、そもそもよくわからない……という方が多いかもしれません。そこで参考になるのが、香水の香調表現。大きく6つに分かれます。これを知っておくと日々の暮らしにも役立ちます。まずは、ざっくりと「〜調にしよう！」と決めるだけでも前に進めます。いい匂いを創るときに気持ちがぶれません。そして、相手にも自分のことが伝わりやすくなります。

1　すっきりしたいときのシトラス調
柑橘系（レモン・オレンジ・ベルガモットなど）主体の爽やかでフレッシュな香

り。リフレッシュをイメージできる香り。

2 華やかな気持ちになりたいときのフローラル調

花の香り（ローズ・ジャスミン・ライラック・イランイランなど）で甘く、華やかな香り。女性らしさを引き立てる香り。

3 背筋をすっと伸ばしたいときのシプレー調

ベルガモットとオークモス、さらにパチュリなどのベースノート（P157参照）を主体とする落ち着いた渋い香り。

4 ナチュラルな気持ちでいたいときのフゼア調

1882年に発売されたフゼア・ロワイヤルが起源で、ラベンダー・ゼラニウム・オークモス・クマリンを骨格にして組まれた香り。

5 アンニュイな気持ちになりたいときのオリエンタル調

ベルガモット・バルサム・バニラ・アニマル・ウッディを中心に組まれた、甘くパウダリーな香り。

6 女性性を高めたいときのアルデハイディック・フローラル調

合成香料の中で重要なもので、Aldehyde C-8〜12で特徴づけられた花束の香り。

さらに香りをイメージしやすくなる調香の表現用語も紹介しておきます。これらを知っておくことで、より的確に相手に伝わりやすくなります。

「シトラス調のフルーティな香りのイメージ」とか「フローラル調だけどミンティ」のような匂いの表現ができると、「リフレッシュ系を求めているけど、甘さも欲しい気分だったんだな」などと自分自身の矛盾を見つけられるきっかけになることも多いんですよ。

匂いについて、やはり香水の表現は面白いです。春と秋には、香水の新作発表があるのですが、そのような場で香水がどのように表現されているのかを知り、香調表現と照らし合わせてみるのも面白いですよ。


グリーン（Green）　緑葉、葉、茎などを思わせる香調。

フルーティ（Fruity）　ストロベリー、マンゴー、バナナなどフルーツを思わせる香調。

ミンティ（Minty）　ペパーミントやスペアミントを思わせる香調。

ハーバル（Herbal）　ラベンダー、セージ、ローズマリーなどのハーブや薬草的な香調。

アロマティック（Aromatic）　バジル、アニス、カモミールなどの香草様の香調。

スパイシー（Spicy）　クローブ、シナモン、ナツメグ、ペッパーなどのぴりっとした感じのスパイスの香調。

ウッディ（Woody）　シダー、サンダルウッドなど、木の匂いを思わせる香調。

アーシィ（Earthy）　パチュリなどのある種の天然香料に感じられる土臭い香調。

モッシィ（Mossy）　苔《こけ》の香調。主にOakmoss（樫の木に生育した苔）とTreemoss（松の木に生育した苔）に由来する香調。

バルサミック（Balsamic）　芳香性の樹脂のように甘く、柔らかであたたかい香調。

ハニー（Honey）　はちみつのような香調。

レザー（Leather）　なめし革の香調。たばこの香調とともに男性用香水によく使用されます。

アニマリック（Animalic）　動物の分泌物からの抽出物由来の動物臭い香調。

アンバー（Amber）　天然のAmbergris（竜涎香《りゅうぜんこう》）そのものの香調だけでなく、調合したアンバーベースの香調も指します。主にラブダナム、ベンゾイン、バルサム類、サンダルウッド、ベチバー、パチュリ、バニリン、クマリンなどの組み合わせに由来する甘く重厚な香調。

ムスキー（Musky）　麝香鹿《じゃこうじか》の雄の生殖腺の分泌物的な強い動物のような香調。あたたかみがあり、肉感的でつややっぽい香調。

香りの「深さ」を考える

いよいよラストステップです。

④ 気持ちと同じ。匂いにも「深さ」がある。調香の立体的な関係（3つのノート）

天然香料の構成を組み立てるには、香りの質や強度だけでなく、**香りの広がり（拡散性）や、香りの変化（持続性）**も意識しなくてはいけません。そして香りの最大の特徴でもある揮発性。香料によって、2〜3分で消えてしまうものもあれば、数週間経っても、まだ匂いの残っているものもあります。

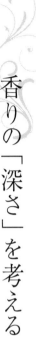

1950〜1960年代にかけ、ジャン・カール（Jean Carles）、パウチャー（W. A.Poucher）らは、この揮発性に基づき3つのグループに分類しています。

例えば、試香紙につけて10分ぐらいまでに匂いがなくなる揮発性の高いものを「トップノート」。数時間くらいは香りが残る、中くらいの揮発性のものを「ミドルノート」、それ以後も匂い続ける揮発性の低いものを「ベースノート」として分類しています。

この考え方は、今に至るまで、多くの調香に受け継がれています。ですが、香りの境目は、はっきりとしたものがあるわけではなく曖昧です。調香師やアロマセラピストによっても、同じ香料なのにミドルノートととらえる、ベースノートとする……などその境界線は自由です。とくに天然香料は、多様な揮発性を有する化合物なので難しいのですが、その中でも特徴的な「香気の持続性」をひとつの判断基準にしています。

3つのノート

1　トップノート（top note）
「先立ち」ともいう揮発性の強いもの（イニシャル・インパクトとも呼ばれます）。香質的には、シトラス、エステル、アルデヒド、フルーツ、グリーン、ハーバルなどの香りが多いです。

具体的なエッセンシャルオイルは、ベルガモット、レモン、オレンジなどがあげられます。

2　ミドルノート（middle note）
「中立ち」ともいう中間的な揮発性のもの。トップノートが衰えた後に蒸発する成分で香料のボディ（Body）になります。香質的には、ジャスミン、ローズなどを主体とするフローラルな香りが多いです。持続性のある香料素材には、匂い始めに不快なニオイと感じる要素があるので、それを修飾したり、重い匂いを補整して優雅なものにしたりする変調剤としての役割があります。

具体的なエッセンシャルオイルは、ラベンダー、イランイラン、ゼラニウムなどがあげられます。

3 ベースノート（base note）

「後立ち」ともいう揮発性の低いもので、優れた保留性を示す成分で、残り香に影響します。ラストノートとも言われます。香質的には、アンバー、ウッディなどの香りが多いです。香水として肌につけたとき、いつまでも匂い残香になります。

具体的なエッセンシャルオイルは、サンダルウッド、パチュリ、ベンゾインなどがあげられます。

そもそも、「いい匂い」って何？

ストロベリーの甘い匂いが好きだからと言って、その匂いを身につけることで、自分に似合っていると言えるでしょうか？

一体、「自分らしさを引き出すいい匂い」ってどんなものなのでしょうか？

「シンプルで単純な匂いが、いい匂い」というわけではありません。現在、どの香水も数十種類の香りが組み合わさってできています。ココ・シャネルも「ミステリアスで人間らしいものは、匂いそのものであり、その匂いはその人の体温と重なり合い、どう調和し合うかということ」と言っています。

いい匂いとは、「調和」がとれているかどうかということです。

私が開催しているワークショップも、ただ〝いい匂い〟を探す講座ではありません。選んだエッセンシャルオイルが調和しているかどうか、調和するオイルがあるのかどうかを探ります。エッセンシャルオイルのバランスを試香紙で確認しながら、身につける箇所やコンセプトにあわせて組み立てていきます。

洋服選びのときには何回も何回も試着して、トータルコーディネートを決めていきますよね。それと同じように、自分の魅力を引き出すための匂い創りでは、匂いの組み合わせを何通りも試し、組み立て、重ねながら調和を探していく作業をするのです。

あなたが身につけるべき匂いは、「その匂いとあなたが調和しているか」どうかが大切。心からしっくりきているか、バランスがとれているか……ということを大切にして見ていかなければならないのです。

第5章

即実践！「匂いできれいになる」5つの方法

スキンケアに必要な新提案！

美肌になるためには、自分の肌にあった化粧品かどうか、使用手順が正しいかどうかということがもちろん重要です。ですが、もうひとつ大切なことがあります。それは、ずばり**「気持ちいいかどうか」**です！

スキンケアをするときに気持ちよさがないと続かないし、実は、気持ちよくないと、「美しくなる効果」も半減してしまうのです。

気持ちよさを感じるのは、脳です。脳に気持ちよさ、心地よさを感じさせるには、「自律神経」「ホルモン」そして「免疫」のバランスが大きく関わっています。

28ページでも説明したように、匂いを嗅ぐことは脳にストレートにつながります。**自律神経やホルモンバランスを整えたり、免疫力アップにも、匂いは大いに役に立つ**ということです。

そこで、**いい匂いのスキンケアを実践してみてください。それだけで肌がぐんぐんきれいになっていきます。**

ほとんどの人がなにかしらの精神的なストレスを抱えているでしょう。そのことが肌に悪影響を及ぼしていることは、みなさんよくご存じですね。ですから、ストレスを軽減させることによって「内側からのスキンケア」をオススメしたいのです。

即実践！ 肌がきれいになる「香り」

オーガニックコスメは、ドイツではスキンフードとも言われています。**食べるものと肌につけるものはつながっている**という考え方があるのです。

オーガニックコスメは、無香料ではなく、天然成分の香りがするものが多いことも特徴のひとつです。いい匂いがからだを整えることを、よくわかっているのでしょう。

「匂い」には、脳を通して肌にはたらきかける作用があり、美容成分とは違うアプローチで美しい肌作りに役立っています。

また、いい匂いには、心の幸福感を生み出す作用もあります。そう考えると、スキンケアがもっと楽しくなりますよ。「匂いで肌がきれいになる」ことを実感できるでしょう。

突然ですが、「どうして恋をしている女性はみるみるきれいになっていくのだろう？」と思ったことはありませんか？

「恋をするときれいになる」とはよく言われます。それは、胸がドキドキするとアドレナリンが分泌され、交感神経がはたらいて、肌の細胞を生き生きと活動的にさせるからです。また、幸福感を覚えると女性ホルモン（エストロゲン）の分泌が増え、肌の活性化を助けます。「恋をするときれいになる」というのは、アドレナリンと女性ホルモンの仕業なのです。

ローズ、ラベンダー、ネロリの香りには、女性ホルモンの分泌を促し、肌にハリを与え、なめらかに整える作用があります。

特にローズは、「魂に伝わる香り」とも言われます。きれいになる気力がないときも、「からだと心につける薬」として味方になってくれるでしょう。

さっそくいい香りの化粧水を作ってみましょう。

作り方は簡単です。無香料の化粧水やこだわりのウォーター（海洋深層水、弱酸性の水）にローズやラベンダー、ネロリのエッセンシャルオイルを垂らすだけ。１００mlの化粧水に対し、３〜６滴。この化粧水を使うときは、顔全体を包み込むようにつけながら、積極的に匂いを吸い込みます。

こんなシンプルなスキンケア法。何を使っても肌トラブルが止まらないスキンケア迷子の方にもオススメです。**心がドキドキ、わくわくする「匂いスキンケア」で、あなたの美**

肌と幸福感を引き出します。

ローズ――優雅な気持ちに包まれるラグジュアリーな香り
優れたスキンケア効果を期待することができます。あらゆる肌質のスキンケアに向いており、引き締め効果、炎症の鎮静などに効果的。

ラベンダー――軽やかで甘く、清々しさを感じるフローラルな香り
細胞の再生能力を高める力があります。皮脂分泌のバランス調整にも優れています。

ネロリ――ストレスと美肌に有効なフローラルな香り
細胞の成長を促して弾力のある肌を取り戻す手助けをし、老化の気になる肌や乾燥肌にはたらきかけます。

いい香りは、にきび予防にも

特にエステに通っているわけでもないのに、赤ちゃんのように肌が弾んでいて、幸福感あふれる肌の持ち主がいらっしゃいます。

どんなにきれいな肌も、年齢による衰えは避けられませんが、内側から弾むような潤いや血色は、お手入れ次第です。

「にきびができにくくなる」とうたっているスキンケア化粧品を使っても、一時的な効果しか出ないと悩む方がいらっしゃいます。それは、にきびの原因であるアクネ菌の症状を抑えることはできても、どうしてにきびができてしまうのかという根本原因を取り除けていないためです。

そこで、香りを使うスキンケアを考えてほしいのです。

香りを使って楽しむスキンケア法は、脳のマッサージにもなるので、心のリラクゼーションが望めます。ストレスに満ちた現代のニーズにあった、ホリスティックなスキンケアなのです。

香りを使ったスキンケア法を実践している私の周りの方は、**年齢や性別に関係なく、香りでどんどんきれいになっています。**

家で簡単にできる
スキンケアミストの作り方

＊用意するもの

●30 mlの遮光瓶（スプレータイプ）
●グリセリン（3～5 ml）
●精製水（25～27 ml）
●きれいを引き出すエッセンシャルオイル（ラベンダー・ローズ・ネロリなど）

＊作り方

① 遮光瓶を消毒する（よく乾かしておくこと）

② 遮光瓶の中に3～5mlのグリセリンとエッセンシャルオイルを2滴入れる
③ 精製水を25～27ml入れて蓋をしめる

＊使い方
匂いの力できれいになりたいなというときにシュッとひと吹きしましょう。

＊注意点
防腐剤が入っていないため、30日を目安に使い切りましょう。

＊ワンポイントアドバイス
香りを使うスキンケアのポイントは、目を閉じること。視覚をさえぎると、匂いを感じやすくなると同時に、皮膚のやわらかさ、肌トラブルの状態を、自分自身が確認できます。

「脳に効く」アロマトリートメント

「皮脳同根」という言葉をご存じですか？

皮膚と脳の起源は、同じであるため、**皮膚は心のはたらきと深い関係がある**という考え方です。

母親の胎内で細胞分裂を繰り返した受精卵は、一部分がくぼんで神経管になり、そのまま深く内部に伸びて、神経系と脳を形成します。外側にあたる部分が一部落ち込んで脳になり、残りはそのまま皮膚になるのです。こうして、皮膚も脳も同じ細胞（外胚葉）から分裂するので、互いに影響しやすいと言われているのです。

ということはつまり、**皮膚にやさしく触れるのは、脳にやさしく触れるのと同じこと**。アロマトリートメントのあとになんともいえない幸福感や充実感を得るのは、実は脳も深くリラックスしているからだったのです。

アロマトリートメントは、人の感覚器官の中でもっとも広いとされる皮膚を刺激し、同時に嗅覚刺激で脳を癒す、リラックスのためのトータルケアと言えるでしょう。

セルフトリートメントでも効果はありますが、ときにはパートナーにたのんだり、サロンでマッサージを受けてみたりするのもいいですね。手でやさしく触れられることで得られる安心感は、深いリラクゼーションにつながり、脳疲労をしっかりと取り除いてくれるはずです。

たまにはいい匂いに包まれてセルフトリートメントをすると決める

今や、リラックスは、しようと思わないとできない時代。

でも難しく考えることはありません。**いい匂いに包まれるだけでほっとしますよね。いい匂いで、深いリラックスが味わえます。**

いちばん効果があるのは、お風呂に入ったすぐあと。からだが温まり、血液循環がよく、リラックスしている状態のときに、あなたが落ち着く、好きな香りを感じながらセルフトリートメントをしましょう。毛穴が開いているときは、トリートメントオイルを吸収しやすくなっています。

お風呂上がりがセルフトリートメントの時間。とてもいいことです。からだが冷えないように、部屋の温度を25℃ぐらいに設定しておいてください。さらに落ち着く音楽をかけて部屋の照明も落とし、極上の空間を作りましょう。

トリートメントの手順は、からだの末端（手足の先）から中心（心臓部）に向けて。手をゆっくりと動かします。血液やリンパの流れを促して、からだのすみずみにたまった老廃物を排泄するはたらきを高めましょう。

トリートメントオイルは、塗りっぱなしで大丈夫です。トリートメントをしたあと、トリートメントオイルは自然に皮膚に吸収されていくので、そのままにしておきます。洗い流す必要はありません。もしもベタつきが気になるようでしたら、軽くティッシュペーパーで肌の上からおさえておきましょう。

セルフトリートメントオイルの作り方

＊用意するもの

● 30 mlの遮光瓶

● キャリアオイル（ホホバオイル・スイートアーモンドオイル・グレープシードオイルなど）30 ml

※「キャリアオイル」とは、香りの元となる「エッセンシャルオイル」を希釈する役割をするオイルで、皮膚への栄養補給などの役割もあります。

●エッセンシャルオイル（4～6滴）

＊作り方・使い方

遮光瓶に入れるだけで完成です。

一度に手に取るオイルの量は、10円玉～500円玉大ぐらいです。

＊注意点

防腐剤が入っていないため、45日を目安に使い切りましょう。

＊ワンポイントアドバイス

好きな匂いがわからない、迷う……。そんなあなたにオススメの香りはローズです。日本人は慢性的に「セロトニン不足」と言われています。幸福ホルモンとも言われるセロトニンを、ローズの香りが誘発するという説があるのです。

ローズの香りを感じながら、心配事ではなく、今日嬉しかったことを思い出してみてください。香りとともに作られていく記憶は、いい記憶であるほど、自分の気持ちも満たされていくものです。

やせる香り

ダイエット成功の鍵は、その意思の強さにあると言われます。自分を磨こうとする気持ちが続けば、きれいになることができます。そこで、「なりたい自分」を具体的にイメージしながら、前向きにダイエットしていきましょう。

そんなとき役に立つのも香りです。気分を高揚させてくれる匂い、**グレープフルーツを積極的に活用**しましょう。

食べてよし、塗ってよし、焚いてよしと言われるグレープフルーツ。**食べると食欲を抑え、塗ると脂肪（セルライト）を分解させる**ので、キャリアオイルに溶いてトリートメントオイルを作り、解毒したいときに使いましょう。

焚くと交感神経に働きかけ、リフレッシュできるので、「食べたい！　食べたい！」という気持ちを軽減してくれるでしょう。

逆にオレンジの香りは、食欲を増進させます。食欲のないときには、いいですね。匂いをうまく取り入れ、バランスのいいダイエットを目指しましょう。

食欲を抑える匂いミストの作り方

＊**用意するもの**

●30 mlの遮光瓶（スプレータイプ）
●無水エタノール（3～5 ml）
●精製水（25～27 ml）
●ダイエットに有効なエッセンシャルオイル（グレープフルーツ）

＊**作り方**

①遮光瓶を消毒する（よく乾かしておくこと）
②遮光瓶の中に3～5 mlの無水エタノールとエッセンシャルオイル（グレープフルーツ15滴）を入れる
③精製水を25～27 ml入れて蓋をしめ、よく振って出来上がり

＊**使い方**

食べる前にシュッとひと吹きを習慣にしましょう！

＊**注意点**

防腐剤が入っていないため、45日を目安に使い切りましょう。

＊**ワンポイントアドバイス**

172～174ページでご紹介したセルフトリートメントでは、グレープフルーツの香りに包まれながら行うのもオススメです。グレープフルーツのエッセンシャルオイルに含まれるヌートカトンという成分は、体内脂肪の分解を促進する作用があります。運動不足が気になるあなたにも、グレープフルーツの香りで〝やせるトリートメント習慣〟を始めてみませんか？

第6章

よりよい暮らしのために、もっと匂いを活用しよう

いい眠りを誘う香り

いい眠りであればあるほど、日中の充実度は増します。ぐっすり眠れた翌日の日中は、物事がはかどり、逆に、日中が充実しているときは、夜、ぐっすり眠れることでしょう。「安眠には、ラベンダー」というような一般論がありますが、赤ちゃんと大人の睡眠の違い、夏と冬の睡眠の違い、お酒を飲んだときと飲んでいないときの違い……など、日々の過ごし方は、人それぞれ違います。同じことを共有していても感じ方が違うので、皆それぞれ、睡眠の質が違います。

眠りの質を高めるのに、ここでも香りが活躍します。

ここでは、年代別（赤ちゃん・子ども・思春期・女性）の眠りと匂いについてご紹介します。

赤ちゃんの眠り

赤ちゃんの眠りは、覚醒リズムが確立しておらず、お母さんも眠れぬ日々が続きます。

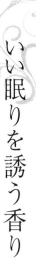

夜にまとまって眠るというリズムがつかめるまで生後1ヶ月から6ヶ月ほどかかります。赤ちゃんによって差がありますが、その差は、お母さんの産前が影響しているそうです。「野生に返るとき」と言われる妊娠・出産は、自然に即した生活を送ることで、出産も産後も楽になります。

妊娠・出産を経て、赤ちゃんの眠りを作るのは、お母さんの役目です。ポイントは、「呼吸」。野生・自然の中の匂いをたっぷり取り入れて、呼吸することが母子ともにいい眠りを誘ってくれます。

呼吸を伝えるもうひとつの方法は、ベビーマッサージ。

ベビーマッサージをすると、赤ちゃんの成長やからだの変化に気づくだけではなく、母子のあうんの呼吸が伝わります。お母さんは、自然の香りを使って芳香浴しながら、ベースオイルを使って、からだの中心から外側に向かってやさしくなでるようにトリートメントしましょう。

子どもの眠り

「三つ子の魂百まで」と言いますが、3歳までに自律神経の基盤が出来上がります。

そのときに身につけた睡眠の質が、人生の睡眠の質に大きく影響します。日中は、たくさん遊び、夜はぐっすり眠れるように**「朝型長眠」の基礎**を作りましょう。

寝付きの悪いお子さんには、夜に使う匂いを決めておくことです。**毎日同じ匂いを焚くことが「入眠のお守り」**となり、副交感神経を高め、睡眠をサポートします。

眠りをサポートする香り：ラベンダー、ひのき

思春期の眠り

眠りと健康と学力は、密接につながっています。

「テスト前になるとお腹が痛くなる」というのも情緒不安定な症状のひとつです。起きる時間を決めるだけで生活の質が変わります。試験のために夜更かしするのではなく、記憶を定着させる睡眠を大事にしましょう。

目覚めをサポートする香り：レモン、ローズマリー

レモンの香りは、海馬を活性化し記憶力を高める作用があります。「レモン水」「レモンスカッシュ」「レモンティー」などで風味豊かなレモンを朝食に取り入れてみてください。

女性の眠り

月経・妊娠・出産・更年期と変化する女性のからだは、その時々で眠りの感じ方も変わります。月経前、月経時は、眠くてたまらないという方も多いのではないでしょうか？

それは、月経前や、月経時には骨盤が開き、連動している頭蓋骨が緩むからです。そのことが緊張をほどき、眠気につながります。この頃に眠気を感じる女性は、からだのリズムがしっかりと整っているのです。

緊張が走ると生理痛につながります。積極的にリラックスの時間を大切にしたいものですね。

更年期は、ホルモンが減少し自律神経のバランスが乱れます。そんなときは、就寝前にからだを緩めることがポイントです。

また、体操は、筋肉をつけるためだけのものではありません。緩める体操法もあります。心地よい匂いを取り入れながら、大いにからだを緩めましょう。

からだを緩めることをサポートする香り：ラベンダー、カモミール

子育てに香りを取り入れると、感性豊かな子に！

忙しい女性が心とからだにいいもの、いい匂いを取り入れたくなるきっかけは、子どもの存在が大きいようです。

子どもの誕生をきっかけに、家族の食事、睡眠の質、掃除、肌のお手入れ方法などライフスタイルに関するすべてを見直す女性が多いようです。例えば、家族の健康を願い、インスタントで済ませていた食事を有機野菜に変え、野菜の本来の味を楽しむ調理方法を身につけようとする。足していくばかりのメイクを見直し、引き算コスメに変えることでハンドメイドコスメに目覚める。……これら一つひとつをゆっくり育《はぐく》んでいくことが母親としての成長にもつながり、子どもの成長をより愛《いと》おしいものにさせます。

嗅覚を育てることは、五感を育てることです。五感が豊かな人は、感情のコントロールが上手な人です。人付き合いを楽しむことができたり、真摯《しんし》な気持ちで仕事に取り組んだりしている人が多いと思います。

小さい頃から嗅覚を磨いておくと味覚が豊かになるとも言われています。私たちが「味」と思っているものは、味覚だけでなく、舌で感じる触覚や温度、口の中から鼻へ抜ける匂いが混ざり合ったものです。風邪をひくと食べ物の味がわからなくなるのは、嗅覚と味覚が連動している証拠です。五感を育てると、食事もより楽しむことができるようになるでしょう。

最近では「香育《こういく》」といって、学校などで、匂いについて学ぶ取り組みもあります。「嗅覚を育てていこう」という価値観が少しずつ広がってきています。小さい頃から、インスタント食品やサプリメントではなく、手作りの素材、旬のものを使い、親の味付けを通して愛情を育てていかないと、五感豊かな人間にはなりません。

家庭の中で嗅覚を育てる取り組みは、子どもの将来をきっと豊かなものにするでしょう。子育てに「嗅覚を育てること」を取り入れてみてください。

実際、ワークショップで出会った親子の中に、匂いに敏感な6歳の男の子がいました。珍しいなと思ったので、お母さんに聞いてみると「妊娠がきっかけで始めたアロマヨガがとても気持ちよくて、家でもアロマを焚く習慣ができたんです。こうして暮らしに匂いを取り入れるようになりました」とおっしゃっていました。

「そのことがきっかけで我が家では皆が匂いに敏感です。今では、生まれてきた息子が一番敏感で、食事のたびに『今日は、いい匂いがしておいしそう』なんて言うし、なんでもまず匂いを嗅いで確かめるクセがついています」とのこと。匂いをきっかけに広がる親子の会話もいいですね。

香りを使って、学力アップ！

ヨーロッパでは「香りを整える」という習慣があることをご存じですか？

子どもたちは、勉強の前に部屋に香りを焚いて、勉強に向かう環境作りを自分自身でやります。**匂いによって気分を切り替え、勉強に集中しやすい環境を作る**のです。

創造力や記憶力を高めるには、「量」より「質」の勉強です。だらだら勉強するのではなく、「香りを焚き始めてから匂いがなくなるまで」というふうに子どもの学習習慣を作ってみませんか？

オススメの香りは、**集中力を高めるローズマリー**や、**リフレッシュ感のあるレモンやグレープフルーツ、ひのき**などです。

整体の先生に聞いた話を少し。

みなさんは、「集中する」という状態は、無臭、無音の中でただ一点に集中することだと思っていませんか？　しかしそれは、集中ではなく、緊張です。

周りがよく見えているけれど、目の前にある物事や課題に取り組める状態のことを「集中している状態」といいます。

整体の先生がからだを診るとき、からだに意識を向けてほしいから、匂いと音を使った空間作りを大切にしていると言っていました。

集中する環境作りは、匂いを整えることから。実は、これが大きなポイントなのです。

香りの力で「自然体」を引き出す

能力を発揮するのに必要なことは、あらゆるパフォーマンスを「自然体」で行うことです。この自然体を引き出すためにも匂いが使えます。

お客様に、サッカーチームのヴィッセル神戸のマネージャーさんがいらっしゃいます。試合中に選手がいいパフォーマンスをするためには、**「強さ」以上に「自然体」を引き出すこと**が大切だそうです。

緊張していたり、頭の中で迷いがあるようでは、思うように事が運びません。からだに力みがあっては、どれだけ能力を持っていても本番でそれを発揮できません。そこで、そのマネージャーさんは、緊張しやすい選手のために、いついかなるときにでも「自然体」が出せるように、一人ひとりの体質やマインドをイメージして、力を発揮できるように調香したミストを作って、試合前にシュッと振りかけて送り出すのです。実は、スポーツ選手には、匂いにこだわっている方が多いんですよ。

ここぞ！　というときに緊張してしまうあなたにもオススメです。

緊張を取り除き、自然体を引き出すためのミストの作り方

＊用意するもの

- 30 mlの遮光瓶（スプレータイプ）
- 無水エタノール（３ml）
- 精製水（27 ml）
- エッセンシャルオイル（ローズマリー2滴&ジュニパーベリー2滴&ブラックペッパー1滴&ひのき3滴&ペパーミント1滴）

＊作り方

①30 mlの遮光瓶を消毒しておく（よく乾かしておくこと）
②遮光瓶に無水エタノールを３ml入れる
③エッセンシャルオイルを調香し、瓶に入れる
④精製水を27 ml入れて、よく振って出来上がり

＊使い方

大切なプレゼンなどの前や、集中しなければいけないときに、自分の前にシュッとスプレーして、大きく息を吸い込みましょう。

＊注意点

防腐剤が入っていないため、45日を目安に使い切りましょう。

＊ワンポイントアドバイス

ここで紹介したオイルをすべてブレンドするのではなく、いくつか選ぶのでもかまいません。

緊張するときは、呼吸が浅くなっていたり、口呼吸になっていることが多いはず。緊張するときこそ、匂いがわかるように呼吸することが大事です。肩のこわばりがとれて、緊張がほぐれますよ。匂いをうまく使って、自然体を引き出してくださいね。

丁寧な暮らしは、匂いで決まる

香りのある暮らしは、丁寧な暮らしの基礎となります。ドイツでは、もう何十年も前から、オーガニックや自然の香りを楽しんだり選んだりする暮らしが根付いています。1970年代にオーガニックブームが起こり、環境保護を考えるきっかけとなり、いろいろな取り組みも行われ、一人ひとりが自分の目で見て、鼻で嗅いで「匂いを買う」のが流行《はや》っているようです。

例えば、精油ひとつを買うにしても、ボトルのデザイン性や価格で選ぶのではなく、原料に注目し、「どのような土壌で育ったのか?」「それぞれの植物が、どの時期にどの部位を採取すれば環境にやさしいのか」なども調べるそうです。背景やストーリーを大切にしているのです。

ですので、精油メーカーや化粧品メーカーは、生産農家を育てることを大切にしています。通常栽培からオーガニック栽培に切り替わるまでをサポートし、種まきから商品に至るまでを徹底的に管理しています。オーガニック商品が安定して供給できるようになれば、農家の生活も安定するという持続可能社会の実践につながっているのです。

ドイツでは、「なぜオーガニックにこだわるのですか？」という質問はされません。いいものを追求する姿勢そのものであり、繊細な嗅覚の持ち主がたくさんいるからでしょう。まさに丁寧な暮らしだなあと思いませんか？

そして、匂いを使った自然療法も盛んです。ミュンヘンの総合病院では、建物内の数ヶ所でアロマランプが焚かれ、病院独特のニオイがまったくしないといいます。緩和ケア病棟では、香りを使ったケアを取り入れています。


日本人も、ドイツに負けない嗅覚を持っていると思います。昔から日本人は、四季の変化に敏感で、旬のものを愛し、木と紙でできた家に住み、自然に寄り添う生活をしてきました。季節ごとの自然を愛《め》でるのに、必ず匂いはセットでした。檜風呂《ひのきぶろ》に癒されたり、まつたけの風味を味わったりしますが、いずれも**「香り」に贅沢《ぜいたく》を感じている**わけです。

その季節ごとの匂いを楽しむことは、日々の変化を感じること。これこそ、暮らしを丁寧に重ねていることにほかなりません。

それに、香道という文化もありますし、香りを愛する国民であることは、間違いありませんね。

丁寧に暮らすためにどこから改善しようか、と考え始めたら、悩んでしまうでしょう。

そこで、「匂い」に目を向けてはどうでしょうか。

部屋の匂い、今の季節の匂い、食事の匂い……。いろんな匂いを大切にしようと思い始めると、**掃除の行き届いていない空間は香りの敵**だとわかりますし、余計なものをごちゃごちゃ置くことも止《や》めたくなるでしょう。毎回の食事でも、素材選びから調理方法まで丁寧に考えるようになります。

なぜ、目覚めた朝のお味噌汁と炊きたてのごはんの匂いに、幸せを感じるのか？

理想の目覚め方として、「まな板で何かをトントン切る音を聞きながら、温かいお味噌汁と炊きたてのごはんの匂いに包まれて目を覚ますのが一番！」と言ったら、反論する人は少ないでしょう。そこには、あなたのために朝ごはんを用意してくれる人の愛情が感じられるからです。

ここで注目してほしいのは、ここで**愛情を感じるときに、間違いなく「匂い」がセットになっている**ということです。

もしも、朝起きてテーブルの上を見たときに、冷えた昨夜のおかずが置かれていただけだったとしたらどうでしょう？　間に合わせの菓子パンがふたつほど置かれていただけだとしたらどうでしょう？　もちろん、それらでも空腹を満たすことはできますし、一日のスタートを切るのに必要なエネルギーを摂取することはできるかもしれませんが、何か物足りなさを感じませんか？

それは、そこに「匂い」がないからです。

朝ごはんを用意するために、お湯を沸かしたり、出汁《だし》をとったり、魚を焼いたり、卵を炒めたり……と必ず火を使います。温かいものを作るときに、匂いは広がり、漂うのですが、冷めたおかずや菓子パンでは、そうした匂いはありません。

「できたての温かいものを作って食べさせてあげたい」というのは愛情の表れであり、半覚醒状態の意識の中でその「愛情の匂い」をキャッチしたとき、脳が幸せを感じないわけがありません。

匂いは愛情を届ける役目も持っているのです。

お味噌汁と炊きたてのごはんの匂いを嗅ぎながら目を覚ますと幸せな気持ちになれるのは、匂いがあなたに愛情を運んできてくれるからなのです。

医香同源

日本や中国には、昔から「医食同源」や「薬食同源」という言葉があり、食と医療・薬が、非常に深い関係であるとされてきました。このことは、体験的にも納得できることでしょう。

香りも、「食」や「薬」や「医」と無関係ではありません。

アロマテラピーでは、**ジンジャーの匂いで発汗を促したり、ジュニパーベリーの香りで解毒したり、レモンの匂いで胃のムカムカを抑えたり**……と匂いを使って様々な症状を和らげたり、取り除いたりしています。西洋薬が人工的にからだに作用するのに比べると、副作用もないし、とても健康的ですね。

実際に、最近では「医香同源」や「薬香同源」という言葉が使われ出しているのです。

たかが香り、ではないのです。香りの効能、恐るべし！ です。

コーヒーの香りに癒されるわけ

理屈ではなく、本能的にリラックスできてしまう。これが匂いの特徴です。

最近の研究では、コーヒーの香りにも癒しの効果があることがわかってきました。杏林大学の古賀良彦教授の研究によると、被験者に６種類のコーヒーの香りを嗅いでもらってその脳波を測定したところ、グアテマラとブルーマウンテンの香りでα波が多く現れたというのです。

α波というのは脳が円滑にはたらいているときに出る脳波です。これが多く現れたということは、リラックスしている状態だということなのです。

コーヒーの香りが人をリラックスに導き、コーヒーに含まれるカフェインがからだに活力を与えます。気分を切り替えるために飲む〝朝のコーヒー〟も〝午後のコーヒー〟も、**鎮静と覚醒作用が同時に得られるとても理にかなった一杯**だったのですね。

リラックス法のひとつとして風味豊かなお気に入りのカフェを見つけておきましょう。

日本酒の香りの表現

日本酒もコーヒー同様、とても奥深いのです。

日本酒は、基本的にはどれも米と水からできているのに、日本酒の風味は無数に存在します。材料が同じなのに、どうしてこんなに多種多様の風味を表現できるのでしょうか？細かいことを言い出すと、原料となる米の種類や水の種類が……などときりがないのですが、ここでは風味を表現する大きな要素である「香り（匂い）」を中心に説明しようと思います。

そもそも日本酒では、その風味を「香り」と「味わい」で表し、強弱で評します。香りの強弱は「穏やか」か「華やか」か。味わいの強弱は「スッキリ」か「濃厚」か。といった具合です。この4つの表現を組み合わせることによって、およその日本酒の特徴を表現することができます。

まずは原料である米の磨き具合を見てみましょう。

日本酒を造る際には、玄米の表面を削って（磨いて）いきます。40％削れば「精米歩合

60%」ということになる。たくさん削れば、つまり精米歩合が低くなれば、それだけすっきりと香り高い味わいになると言われています。

規定では精米歩合70%以下を「本醸造酒」、60%以下を「吟醸酒、純米吟醸酒」、50%以下を「大吟醸酒、純米大吟醸酒」と呼んでいます。削れば削るほどそれだけ材料もたくさん必要になるので、一般的に精米歩合の低い日本酒のほうが高価です。ぜひ一度「大吟醸酒」の香りを楽しんでみてください。

次に、糖分をアルコールに変化させる「発酵」を見ていきます。この発酵に使われるのが「酵母」です。この酵母の種類によっても香りはずいぶんと違ってきます。

酵母は主に日本醸造協会が全国の蔵元に提供していて、1号、2号などと番号がつけられています。代表的なのは6号と7号と9号で、一般的に6号は「品のよい穏やかな香り」に、7号は「爽やかで清楚な香り」に、9号は「華やかな香り」になるとされています。

また、同じお酒でも、温度によっても香りが違ってきます。

「冷酒」とか「熱燗《あつかん》」という言葉を聞いたことがある人は多いでしょう。基本的には、日本酒は冷やすと香りが抑えられ、温めると香りが上に広がります。

常温のことは「冷や」といいます。その日本酒の本来の味わいを知るには、この「冷や」がよいとされているそうです。

ここで注目したいのは、**同じ日本酒でも、温度を変えることで様々な味わいや香りが楽しめる**ということです。ぜひ、日本酒の温度による違いを楽しんでみてください。

蛇足ですが、日本酒は温度によって呼び方が変わり、これが実に風流です。特に冷酒。15℃のものを「涼冷《すずひ》え」、10℃のものを「花冷え」、5℃のものを「雪冷え」と呼びます。そんなことも知っていると、より香りも楽しめるかもしれませんね。

最後に、日本酒を何で飲むのか、その器によっても香りは変わります。口の広がった盃《さかずき》などは、香りが広がりやすいため、フレッシュなお酒を飲むのに効果的です。

一方、飲み口が狭くなったワイングラスのような形状のものは、香りが器の中にこもるために、しっかりと香りを堪能できます。

升酒もいいですね。ひのきの香りとともに味わう日本酒もまた格別です。

飲む日本酒の種類や楽しみたい香りの種類などによって、器を選ぶのも楽しいですね。

また、猪口《ちょこ》から立ち上がる香りを「上立《うわだ》ち香《か》」、口に含んだときに鼻に抜ける香りを「含《ふく》み香《か》」というように、日本酒を味わうときの香りにも名称がつけられています。そんな表現を使うことで、より一層日本酒の香りを楽しむことができるでしょう。

香りの表現は、奥深くいろいろな世界で広がっています。

「気」にはたらきかける香り

冬になると、本格的な風邪っぴきシーズン到来です。ですが、不思議なもので、どんなに風邪が流行していても風邪をひかない人がいます。風邪をひかない人たちは、どんな冬を過ごされているのでしょうか？

「毎年、予防接種を受けている」「帰宅したら、すぐにうがいをする」などの予防を習慣にしていると、風邪のウイルスや細菌に対してからだが強くなっていることは、事実でしょう。

もうひとつ、風邪をひきにくい方の多くが言うのは、「風邪なんかひいていられない」という言葉。まるで「気」が抜けると風邪をひいてしまうような言い方ですね。

ここで注目してほしい言葉は、「気」という言葉です。「気」には、「気持ち」「心」以外に「エネルギー」という意味があります。東洋医学では、「気」というエネルギーには、4つの働きがあると考えています。

・消化・吸収・排泄を正常に行うはたらき
・血を巡らせるはたらき
・体温を保つはたらき
・内臓を正常な位置に保つはたらき

東洋医学では、風邪のウイルスや細菌のことを「邪気」と呼び、邪気が入ってくると風邪をひく、などと言います。このように「気」が乱れると、体調を崩しやすくなるのです。

それならば、ずっと気を張った状態でいれば邪気も入ってこず、風邪をひかなくてすむのか？　というと、そうではありません。**いつも緊張し、ストレスをためていると「気滞」という状態が起こります。**気が停滞すると血の巡りを鈍らせたり、内臓にストレスを抱え、抵抗力の低下を引き起こし、風邪のウイルスや細菌を呼んでしまいます。

本当に**風邪をひかない人たちは、予防に加えて、気を緩め、気を整えることを上手にコントロールしています。**この「気」を緩め、整えることに使えるのが匂いなのです。**香りは、「気」にはたらきかけて、「気」を動かし、整えます。**そしてからだの機能を整えてくれるのです。

例えば、鼻がずるずるして、頭がもやもやしているときに**ペパーミント**を嗅ぎます。そうすると、すっと鼻の奥に届き、目が冴《さ》え、気分が楽になります。また、部屋に**ユーカリ**と**レモン**のブレンドを焚いておくと**「邪気」の入ってきにくい空間作り**ができます。

風邪をひくと自分もつらいし、周りにも迷惑をかけます。冬を元気に過ごすためにも、匂いの風邪予防をぜひ、お試しください。

バスタイムをいい香りにすると、眠りが劇的に変化する！

古代ローマ時代、公共浴場では、人々は浴場内で香油を塗ったりして、香りを楽しんでいたと言われています。昔から、香りは楽しみをかねて使われていたことが窺《うかが》えます。

バスタイムは、誰もが手軽に取り入れられるマイエステの時間です。ゆっくりとお風呂につかってから眠る夜と、シャワーで済ませて眠る夜では、次の日の目覚めも、からだの動きも変わってきます。

バスタイムの入浴剤（香りや岩塩など）にこだわれば、エステ以上の体質改善が期待できます。

誰もが体験できる特別なお風呂時間。好きな匂いを感じながら入るお風呂は、とびっきりの贅沢です。からだに対するいい変化だけでなく、精神的にもすっきりする作用が大きいと思います。

私も考え事をするときは、お風呂と決めています。煮詰まっているとき、ゆっくりとお風呂につかり、香りを感じてみる。そうするときゅっと煮詰まっていた頭脳が緩んでくるのを感じます。香りを感じるだけなのに考え事が整理されていくのは不思議です。脳のデトックスにオススメです。

ここで、お風呂の効能を医学的に3つご紹介しておきましょう。

1 皮膚の洗浄

お肌は、ある一定の周期で生まれ変わっています。垢《あか》がたまると、皮膚呼吸の妨げになり、熱の発散によくないと言われます。

そして、皮膚を洗浄することは、何より肌を清潔に保つ。気持ちいい爽快感がありますね。

2 血液循環をよくする

お風呂につかることで代謝を高め、筋肉のこりをほぐします。

3 精神の緊張を緩める

お風呂につかることで筋肉が緩み、血流がよくなり、脳もすっきり！　考えが整理されます。呼吸器のはたらきをスムーズにするのでリラックスも味わえます。

冬至には、かぼちゃを食べて金運を、ゆず風呂に入って無病息災を祈る。これは、日本古来から有名な「いい匂いバスタイム法」です。

その他にも、お気に入りの入浴剤や岩塩を取り入れてみることも楽しいですね。バスソルトやバスボムは、意外とキッチンにあるもので簡単に作れるので、レシピを紹介しておきます（失敗も少ないので親子で一緒に作ることから楽しむのもオススメです）。

お風呂の空間は、他の部屋に比べると狭く、蒸気も上がっているため、香りを感じやすい場所です。からだのリラックスだけでなく、心のリラックスもお楽しみください。

よく眠れる人と眠れない人の違いは、バスタイムの香りの環境の差で生まれますよ。

シュワシュワはじけると発汗力が高まるバスボムの作り方（1回分）

＊用意するもの

●重曹　大さじ2と1／2

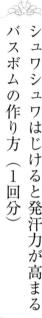

●クエン酸　大さじ1と1／2
●岩塩　大さじ1と1／3
●無水エタノール　小さじ1
●色材（フレンチクレイパウダーやウコンパウダーなど）少々
●エッセンシャルオイル　7滴

＊作り方

①無水エタノール以外をファスナー付き保存袋に入れて、よく混ぜ合わせる
②ラップの上で①と無水エタノールを混ぜ合わせ、お団子を作るようにぎゅーっと両手で圧縮する。5分ほどで固まったら出来上がり

＊使い方

浴槽に入れてお使いください。作ってから30日を目安に使い切ってください。

＊めんどくさがりやのあなたには

ここまでやるのはめんどくさいという方は、大さじ1杯の岩塩に、好きなエッセンシャルオイルを3~5滴垂らして、簡単バスソルトにしましょう。

まずは、バスタイムに香りを使う習慣を！　そこでもっともっとこだわりのバスタイム空間を作りたくなってきたら、バスボム作りにもチャレンジしてみてくださいね。

森林の香りに隠されている秘密――森林の香りを取り入れると暮らしが変わる

森林から発散される香りのことを「フィトンチッド」といいます。ロシア語の「フィトン（植物）」と「チッド（殺す）」からなる造語です。

林野庁の調査では、土に根を張り、その場から動けない植物が生み出した匂いが「フィトンチッド」であり、この匂いには、３つの作用があります。

まずひとつめは、嗅ぐだけで森林浴をしている気分を味わえる**「リフレッシュ作用」**。

ふたつめは、**「抗菌・防虫作用」**。ヒバやひのきで建てられた家は、3年蚊が入らないと言われています。ヒバ、ひのき、杉などから発している匂いには、蚊、白アリ、ダニ、カビを寄せつけない作用があると言われています。

そして3つめは、**「消臭・脱臭効果」**です。森林には、悪臭の原因になる動物の死骸や枯れた木々があるにもかかわらず、爽やかな空気が広がっていますよね。これは、木々の匂いの作用で、空気を浄化しているからなのです。

私がひのきの香りが好きになったきっかけについてお話ししましょう。

私はまず「日本の香り」に注目するようになりました。そのきっかけとなったのは、2012年の秋に、林業の活性化を目的としたイベントに参加したことです。イベントでは、奈良県吉野のひのきの間伐材を使い、その場で蒸留器にかけ、ひのきの香りを抽出するという「蒸留LIVEワークショップ」をしました。

ワークショップでは、吉野ひのきの特徴でもある心材（赤身）部分を使って「38年輪のひのき」と「100年輪のひのき」を蒸留して比べました。38年輪の淡白な匂いに比べ、100年輪の匂いが、なんとも深く濃厚なものであったことは、今でも忘れられません。年輪の歴史によって匂いが違うのは、まるでウイスキーの熟成具合の違いのようでした。

その蒸留した**ひのきエッセンシャルオイルを使って、家の掃除をしたところ、家に染み付いたニオイが本当に取れるのです！　そして、ひのきの香りがほんのりと家の中を満たしてくれます**。その消臭効果のすばらしさには、ただただ驚くばかりで、それ以来、普段の掃除には欠かさず使っています。

〝森林の香り〟を生活に取り入れるために、ぜひ、ひのきのエッセンシャルオイルを使った掃除を実践してみてください。**バケツに張った水に、エッセンシャルオイルを2〜3滴**

垂らし、その水に浸した雑巾を使って、あらゆるところを拭くだけです。

本来、めんどくさい……と思いがちな掃除さえ楽しくなってくるのですから、日本の香りには魅了されるばかりです。

フィトンチッド効果をたっぷり含んだ家を消臭・除菌するミストの作り方

***用意するもの**

- 30 mlの遮光瓶（スプレータイプ）
- 無水エタノール（5 ml）
- 精製水（25 ml）
- エッセンシャルオイル（ひのき・杉など）

***作り方**

①消毒した遮光瓶をよく乾かし、5mlの無水エタノールを入れる
②フィトンチッド作用のあるエッセンシャルオイルをあわせて15滴入れる
③25mlの精製水を入れて消臭・除菌ミストの出来上がり!

＊注意点

防腐剤が入っていないため、30日を目安に使い切りましょう。

＊使い方

家の消臭をしたり、あらゆるところに使えます。

＊めんどくさがりやのあなたには

ここまでやるのはめんどくさいという方は、213ページで紹介した、雑巾を浸す水にひのきのエッセンシャルオイルを2~3滴垂らし、拭き取り掃除のときに活用してみてください。

この雑巾を浸す水をぬるま湯にしておくと、より香りを感じやすくなり、掃除したくなる気分を育ててくれます。

部屋それぞれに、違うニオイがある
――部屋別の消臭方法

「ニオイ」に対する関心は年々高くなっています。

その中でも、毎日を過ごす空間、〝暮らしのニオイ〟が気になっているという方は、多いのではないでしょうか。

一般の人を対象に行った「住まいの環境」に関するアンケート調査では、「他人の住まいを訪問した際に気になったことはなんですか」という質問に対して、約半数の人が住まいのニオイに関連した話題を取り上げていました。

思い出してみてください。知り合いや恋人が家に来るとき、真っ先に気になるのは、家のニオイではありませんか？

さて実は、空間ごとにニオイが違うことにはお気づきでしょうか？　玄関のニオイ、トイレのニオイ、キッチンまわりのニオイ、部屋のニオイ……。当然のことながらそれぞれ「ニオイのもと」が違います。

もし、自分の部屋だけいい匂いで満たしたとしても、一歩、廊下に出ると悪臭……その上臭うというような状態だったら、あなたの家を訪れた方は、決して居心地がよいとは感じないでしょう。

ですから、部屋一つひとつの空間のニオイをコントロールしていかなければならないのです。

実は暮らしの中では、「消したいニオイ」と「残したい・つけたい匂い」が混在しています。快適な匂い環境を作るために重要なことは、「この空間は、消したいニオイをコントロールする場所」なのか、「この空間は、つけたい匂いでコントロールする場所」なのかを見極めることから始まります。

ここからは、具体的に一つひとつ、暮らしの中のニオイに注目していきます。

玄関のニオイ

玄関は、「家の顔」と言われます。風水では、玄関から幸福が入ってくると言われています。玄関が臭うようであれば、幸せは、いつまで経ってもやってこないと言い切ってよいかもしれません。風水とは、「衣・食・住、自分の環境すべてを整えることによって運を切り開いていく」という、開運のための環境学です。「自分の周りの環境が運を決める」というのが、風水の基本的な考え方です。

その中でも、**ニオイのコントロールは特に重要**です。**「風（流れ）をコントロールすることにより、気の流れをよくすると運気は上昇する」**と言います。すなわち、**ニオイが淀んでとどまっているようでは、風水的にはNG**なのです。ですから、まずは玄関のニオイを良くすることで、運気を上げていきましょう。

におうポイント：玄関のニオイの原因は、おわかりの通り、靴や下駄箱から発生するニオイです。ですから、玄関のニオイは、芳香（＝つけたい匂い）でコントロールするのではなく、脱臭、消臭、防臭をすることが先です。

玄関を消臭する幸運ミストの作り方

＊**用意するもの**

● 30 mlの遮光瓶（スプレータイプ）

● 無水エタノール（3～5 ml）

● 精製水（25～27 ml）

● 消臭できるエッセンシャルオイル（ひのき・レモン・セージ・ティートリーなど）

＊**作り方**

① 遮光瓶を消毒する（よく乾かしておくこと）

② 遮光瓶の中に3～5 mlの無水エタノールとエッセンシャルオイル（ひのき7滴・レモン7滴）を入れる

③ 精製水を25～27 ml入れて蓋をしめ、よく振って出来上がり

＊**使い方**

玄関のニオイが気になる帰宅時にお使いください。

＊**注意点**

防腐剤が入っていないため、45日を目安に使い切りましょう。

台所のニオイ

料理というのは、味とともに、匂いの存在が大切です。ですから、**料理を作ったり、料理をいただいたりする場所には、料理以外のニオイはないほうがよい**でしょう。

少し話は変わりますが、**レストランで、きつい香水をつけている女性はマナー違反と言われていますね。それは、香水のニオイが、せっかくの料理を邪魔するからです。**

さて、台所の話に戻ります。毎日料理をする場所ですから、台所には様々なニオイが発生します。料理をする限り、ニオイを消すことは不可能です。ですから、ニオイを**「消す」というよりもニオイを「抑える」工夫を行うほうがよい**でしょう。

におうポイント：台所の生ごみからのニオイ、排水口のニオイ。いずれも、微生物による物質の分解で発生するニオイです。

●台所のニオイを抑えるためのふたつの原則

ひとつめは、「ニオイのもとをなくす」ということ。

ふたつめは、「発生してしまったニオイを薄める」ということです。

ニオイのもとをなくすということは、すなわち衛生的に保つこと、清潔にしておくことイコールです。ニオイの多くは、微生物が生活から出てくる様々な物質を分解して、ニオイ物質を作ることがその原因だからです。

ふたつめの対象は、ニオイの原因物質を生活空間からできるだけ早く取り去り、隔離するということが大切です。生ごみなどは、時間が経てば経つほど腐敗が進んで悪臭を放つようになります。

したがって、台所の生ごみは早く捨て、排水口など台所周りも清潔に保つようにします。

実は、この2点を守るだけで台所周りのニオイ環境は自然と整っていきます。

トイレのニオイ

トイレは、微生物による物質の分解でニオイが発生しやすい場所です。衛生的にもトイレは常に清潔にしておきましょう。また、狭い空間はニオイがこもりやすくなります。積極的に換気もしましょう。

掃除のポイント：抗菌、抗カビ効果のあるスプレーを振りかけ、消臭しつつ、掃除をする。

●消臭の後で匂いを取り入れる

暮らしの中のニオイは、まず取り去ることが大切です。ですが、無臭というのも味気ないもの。暮らしに変化をつけるために狭い部屋から芳香を取り入れていきましょう。なぜならば、狭い空間は、匂いをコントロールしやすいからです。

それぞれの暮らしの中でなりたい気分にあわせて匂いを組み立てることです。楽しみながらデザインしていきましょう。

狭い空間用の除菌ミストの作り方

＊用意するもの

- 30 mlの遮光瓶（スプレータイプ）
- 無水エタノール（3～5 ml）
- 精製水（25～27 ml）
- 前向きになれるエッセンシャルオイル（ラベンダー・ティートリー・ユーカリ・ひのき・青森ヒバ・ペパーミント・レモングラス・コーヒーなど）

＊作り方

①遮光瓶を消毒する（よく乾かしておくこと）
②遮光瓶の中に3～5 mlの無水エタノールとエッセンシャルオイル（ラベンダー5・ティートリー5・ユーカリ2・コーヒー3）を入れる
③精製水を25～27 ml入れて蓋をしめ、よく振って出来上がり

＊**使い方**
お手洗いの後、シュッとひと吹きする習慣にしておくと心地よく暮らせます。
＊**注意点**
防腐剤が入っていないため、45日を目安に使い切りましょう。

巻末Ｃｏｌｕｍｎ

私の周りには、匂いのある暮らしを実践している方がたくさんいらっしゃいます。
その方たちの声を集めてみました。

４人の子育て中に使う香り

木下朋子さん

私は、４人の子育て真っ最中です。子育ての中に香りを取り入れ、生活を楽しんでいます。

例えば、お風呂の時間。お風呂は、子どもたちとゆっくり向き合える時間です。自宅にある重曹やクエン酸を使い、今日の気分で選ぶアロマを調香し、アロマのバスボムを作ります。お風呂に入れるとぶくぶくと泡が出て、蒸気とともに香りが広がり、それはいい気分です。そんな香りの空間で、子どもたちの今日の出来事や学校では吐き出せないグチなどいろんな話をします。「正直になれる場所作り」に、香るバスボムは、欠かせません。

あと、もうひとつよく作るのは、いい匂いがするミストです。自分の好きな匂いで作ったミストをからだにつけるだけで気持ちも落ち着き、家事を積極的にこなすことができます。

子どもたちには、夏に虫除けミスト、冬に風邪予防ミストが欠かせません。風邪予防ミストは、マスクやからだに吹きかけます。おかげで、毎朝元気に登校していきます。

私たち家族にとって、匂いは特別な存在ではなく、生活の中に自然と溶け込み、普段の生活をより一層楽しく、幸せな気持ちにさせてくれます。

これからも、我が家には、匂いはなくてはならない存在です。

暮らしに香りを取り入れて、香りの面白さを実践

丸山麻紗子さん

香りは、自由自在です。その日の気分で選べるところも楽しみのひとつです。

家で掃除するときには、自分の好きな香りと抗菌・殺菌などの効果のある香り（ティートリーやユーカリ）をあわせてディフューザーで香りを焚きながら掃除すると、気分よくはかどります。

来客時には、玄関にサシェを。洗面所のハンドタオルには、香るミストを振っておもて

なしします。大人だけなのか、子どもも一緒なのか、来客を思い浮かべて香りを作ります。その作業をすること自体が楽しくてやっているのですが、「いい香りがするね～」なんて言ってもらえるととても嬉しいです。

そんなときは、どんな香りを使っているのか話したり、お互いの香りの情報交換もしたりして、会話も弾みます。みんな香りが好きなんだな～といつも思います。

女性に限らず、子どももいい匂いが好きみたいで、香るものがあると、鼻をつけて嗅いでいます。何かのイベント、例えばクリスマスやハロウィン、お誕生日会のときにちょっとした香るアイテムを手作りしてプレゼントすると、大人も子どもも喜んでくれます。

そして、これがいちばん嬉しいのですが、私が精油を使っておもてなしの準備や香るアイテムを作っていると、娘が必ず近寄ってきて一緒に手伝ってくれます。お手伝いも、いい匂いも好きなんだな～と嬉しくなり、娘と一緒にいる時間を愛おしく思うのです。最近では娘が自分で「もっとレモンを入れたほうがいいんじゃない？　お花の匂いを入れたほうがいいと思う」などと、自分の匂いの感覚を言葉にしてきます。そんな姿を見ていても楽しいですよ。

風邪の諸症状にもよく使っています。特に下の息子は喘息を持っているので、夜咳《せ》き込むことが多いんです。そんなときはユーカリやティートリーを使います。さらにもう一種類を娘が選び、加湿器に入れます。

　喉の痛みや鼻詰まりで困っているときは、エッセンシャルオイルをキャリアオイルに希釈して、ヴェポラップのように胸になじませるようにして塗ります。それを使うようになってからあまり症状が出なくなり、就寝時になると息子から催促されるくらい気に入っているようです。

　主人が後から寝室に入ってきて「何かにおうぞ?」と言うので、最初は嫌なのかな?と心配していたのですが、逆で、空気が気持ちよく感じるそうで、それもすごく嬉しいことです。

　主人はもともとアロマにまったく関心がなかったのですが、今ではお掃除にアロマを使った後など「いい匂いがするな」と言ってくれたり、仕事で疲れて帰ったときは、入浴時に自分で、浴槽に精油の入ったバスソルトを入れたりするようにもなりました。

　また、主人の母も花粉症がつらい時期は、ペパーミントをベースにブレンドしたスプレーを使っています。

　アロマ好きな人たちの集いに行くと、「私はアロマ好きなんだけど、パパがあんまりアロマを好きじゃなくて」という方も少なくありません。男性が好む香り、クセのない香りを意識して使ってみたり、実際に効果を体感することで、最初は先入観でアロマは苦手と言っていた男性も、自然にそのよさを少しずつ実感できるようになるのではないでしょうか。最終的には、家族でいい匂いを共有できると思います。

子どもを出産するとき、私は自分で作ったアロマグッズを持ち込みました。子育て中――特に子どもが小さいときは、時間がなくて自分のことに手をかける余裕はないし、心も乱れがちです。女性としてもボロボロ……というのは経験された方も多いかと思います。そんなときも、部屋にいい香りが流れていると、それだけで気分が少し豊かになりました。

産婦人科に入院したときも、事前に作っていったので、後はその場で使うだけ。とても手軽なリラックス方法でオススメです。部屋に出入りする看護師さんや助産師さんにも「このお部屋、いい匂いがするね」と言ってもらえてまた嬉しい気持ちになりました。

この経験があったので、友達のお母様や習い事の先生が入院されることになったときに、その方を思ってブレンドした香りを贈りました。言葉で何と伝えたらいいかわからない、言葉が思い浮かばない……、そんなときに香りを贈ることで、少しでもその方の苦痛が取り除けたら。その方の気持ちが豊かになったりリラックスできたら。――そんな気持ちで贈りました。

香りは、時々、言葉の代わりにもなるのです。

香りを楽しむ

宮本愛梨沙さん

私は、アロマに出会う前から「香り」が好きで、雑貨屋さんで自分の好きな香りのサシェやルームフレグランスなどを探して自分の部屋に置くことが楽しみでした。そんな香り好きの私に「アロマセラピストの養成講座を受けてみない？」とアロマに興味を持つきっかけを作ってくれたのは母でした。

当初のアロマのイメージは、香りを楽しむアイテムとしか認識していなかったのですが、養成講座を学んでいくうちに、アロマにはいろんな作用、使いみちがあることを知り、どんどん惹かれていきました。それからは、アロマディフューザーを使った芳香浴以外にもいろんな形で日常にアロマテラピーを取り入れていきました。

私がよく作るのはアロマミストです。疲れているときは、柑橘系の香りでリフレッシュ、集中したいときはペパーミントで頭をすっきり、香水代わりに使うときはローズの香りで女性らしく……など、そのときのシチュエーションによって自分の作ったアロマミストを使い分けています。

アロマミストを使うようになり、周りから「いつもほんのりいい香りがするね」と言ってもらえるようになりました。

また、社会人になってすぐの頃、幼馴染みの誕生日に、その子をイメージしたアロマミストをプレゼントしたことがあります。香りは好みがあるので、正直喜んでもらえるのか不安でしたが、シュッとミストを吹きかけると「この香り、好き！」と喜んでもらえました。そのときは、とても嬉しかったです。

そのほかにも、使っている化粧水に、自分の肌の悩みにあったエッセンシャルオイルを入れています。香りで癒されるだけでなく、エッセンシャルオイルの作用で肌の悩みも軽減してくれるので、お手入れが楽しみです。

アロマテラピーを取り入れた生活は自分だけではなく、周りの人も幸せな気持ちにさせてくれます。これからももっとアロマテラピーのことを勉強し、匂いを活用して楽しんでいきたいです。

やさしい匂いは、からだにもいい生活

今川和子さん

私がアロマを知ったのは、赤ちゃんに使用する虫除けを探していたのがきっかけでした。

市販の虫除けには赤ちゃんにはよくない「ディート」という成分が含まれているので吸い込まないように、ということを聞き、安全な虫除けスプレーを探していました。その結果、天然アロマの虫除けスプレーや、ハーブの虫除けスプレーが販売されているのを知りました。虫の嫌がるニオイで虫が寄ってこなくなるのなら、やはりからだに安全なものを使用したいです。

次に、考えたのが、我が家で飼っているトイプードルの虫除けです。散歩に行くと、ノミ、ダニをつけて帰ってきます。それをなるべく防いであげるために、ワンちゃんにも虫除けがあればいいな~とずっと思っていました。ペットのように小さいからだで自然の中で生きている動物にこそ、自然のものを使用してあげたいと考えました。犬用となると数が限られてきます。

それならば、自分で安全なものを確認して作り出せばいいんだと思い、アロマのことを勉強し始めました。アロマにはいろんな役割や効能があって、知っていくうちにどんどん使用したくなっていき、今ではお風呂に入れてみたり、風邪予防のためや、リラックスのために使用してみたり、ペットシートの気になるニオイにシュシュッってしてみたり……。

ワンちゃんには、ペットの肉球クリームや、シャンプー後のマッサージオイル、ブラッシングスプレーに使用してみたりしています。ワンちゃんも香りが気に入ると、香りの近くにいてくれます。

正直、小さい頃は香水のきついニオイやデパートの化粧品のコーナー、ヘアスプレー等が苦手でした。きついニオイを嗅ぐと、体調が悪いときなんて気持ち悪くなってしまったこともあります。そんなわけで、なるべく無臭で過ごしてきました。ですが、この虫除けスプレーがきっかけでアロマを知り、匂いにはいろんな効能があることがわかって、今では匂いのある暮らしが気に入っています。ワンちゃんとともに楽しめる匂いをもっともっと発見していきたいです。

今はたくさんの方に、匂いのある暮らし、アロマを活用した暮らしを知っていただき、お子様にもワンちゃんにも体験していただきたいなと思っています。

23 **すっきりしたい**ときは、シトラス系の香りを。

24 **華やかな気持ちになりたい**ときは、フローラル調の香りを。

25 **背筋をすっと伸ばしたい**ときは、シプレー調の香りを。

26 **ナチュラルな気持ちでいたい**ときは、フゼア調の香りを。

27 **アンニュイな気持ちになりたい**ときは、オリエンタル調の香りを。

28 **女性性を高めたい**ときは、アルデハイディック・フローラル調の香りを。

29 **美肌**には、ローズ、ラベンダー、ネロリなどの香りを使う。

30 **ダイエットしたい**ときは、グレープフルーツの香りを使う。

31 **赤ちゃんや子どもの「いい眠り」**のためには、ラベンダーやひのきの香りを使う。

32 **思春期の子どもの「いい目覚め」**のためには、レモンやローズマリーの香りを使う。

33 **女性特有の症状に悩む人の「いい眠り」**のためには、ラベンダーやカモミールの香りを使う。

34 **学力アップ**のためには、集中力を高めるローズマリーの香りや、リフレッシュ感のあるレモン、グレープフルーツやひのきの香りを使う。

35 **緊張感を取り除き、自然体を引き出す**ためには、ローズマリー、ジュニパーベリー、ブラックペッパー、ひのき、ペパーミントの香りを使う。

36 **発汗をうながす**には、ジンジャーの香りを使う。

37 **解毒**には、ジュニパーベリーの香りを使う。

38 **胃のムカムカを抑える**には、レモンの香りを使う。

39 **鎮静と覚醒**のためには、コーヒーを飲む。

40 **鼻がずるずるして頭がもやもやするときは**、ペパーミントの香りを使う。

41 **「邪気」の入ってきにくい空間づくり**には、ユーカリとレモンの香りをブレンドして使う。

42 バスタイムに「香り」を取り入れると、**エステ以上の体質改善効果**が！

43 **家に染みついたニオイを取って、除菌する**には、ひのきや杉などの香りを使う。

44 **玄関を消臭し、幸運を引き寄せる**には、ひのき、レモン、セージ、ティートリーなどの香りを使う。

45 **台所やトイレ**は、**香りを使う前に、まず匂いのもとを掃除して消臭するのが必須**。そのあと、ラベンダー、ティートリー、ユーカリ、ひのき、青森ヒバ、ペパーミント、レモングラス、コーヒーなどの香りを使う。

アロマ《香り》の活用術　まとめ

1 **「自分の好きな匂い」「自分に似合う匂い」**を知る。

2 **場の空気を変えたいときは「匂い」を使う。**

3 **落ち込んでいるとき、しんどいときは、「好きな匂い」を嗅ぐ。**

4 匂いを感じるときは**目を閉じること**。視覚に左右されずに、ニュートラルに感じられる。

5 **強すぎる匂い**は使わない。

6 **「いい匂いがする人」**になるための基本は、第一に清潔。

7 **「いい匂いがする空間」**をつくるための基本は、換気と片づけと掃除。

8 嗅覚を育てることで、**五感も育つ**。直感も鋭くなる。

＊　＊　＊

9 **認知症予防**には、ローズマリー、レモン、ラベンダー、オレンジなどの香りを使う。

10 **吐き気**がするときは、グレープフルーツやペパーミントなどの香りを使う。

11 **虫除け**には、レモングラス、シトロネラ、リトセア、レモンユーカリなどの香りを使う。

12 **20代女性の「モテる」香りは**、甘くフルーティーな香り。

13 **30代女性の「モテる」香りは**、シャンプーや石けんの香り。

14 **40代女性の「モテる」香りは**、華やかな花の香り。

15 **50代女性の「モテる」香りは**、濃厚で優雅な白檀や乳香の香り。

16 **加齢臭対策**には、コーヒー、ひのき、ライム、ジュニパーベリー、ライム、ペパーミントなどの香りを使う。

17 **口臭予防**に、緑茶やフェンネルを。

18 **ニンニクを食べたあと**は、牛乳を。梅干しやレモンもいい。

19 **PC作業**が長く続くときは、ひのきやレモンなどの香りを使う。

20 不快な**満員電車**に乗るときは、ペパーミントやレモンのオイルを数滴垂らしたハンカチを持参する。

21 **介護時のニオイ**や、自分の体臭が気になるときは、白檀、乳香、没薬、ひのき、杉、ヒバなどの香りを使う。

22 **女性らしい優しさ**を取り戻し、**免疫力もアップ**させたいときは、花の香りを身近に置く。

おわりに

「香り」を通してできること

「変えたい」「変わりたい」「こんな自分はいやだ」と思っても、どこか足踏み。変わらない、変わりたくない自分が出てくるときはありませんか？

簡単に「変わろう！」なんて言いがちですが、「変わる」という情熱は、起こすことも持続させることも難しいものなんです。

よりよく生きようと小さな変化を繰り返している私たちですが、なにがどう変わっているのかよくわかっていないし、変化がついているようで、あまりついていないとも言えます。だから、また変化を求めます。

こんなときに、**暮らしの中の香りを変えることは、はっきり体感できる変化**です。自分で創る香りで、**今日の気分を決めることができる。自分をわかりやすく変化させることができるツールが匂い**なのです。

香りを変えるだけでどんな自分にもなれます。

香りを変えるだけで暮らしがどんどんよくなります。

もっと活用しない手はありません。

毎日の充実度は、日々の香りの質で決まると、私は経験を通して知りました。

匂いは、人の気持ちとつながっている

好きな匂いもあれば、嫌いなニオイもあるように、好きな人もいれば、苦手な人もいる。匂いの仕事をしていると「この匂いもダメ、あの匂いもダメ」という人に出会うことがあり、そんなときはちょっぴり淋しくなったりもするのですが、ワークショップなどを通して「苦手だった匂いが好きになりました」とか、「昔は、嫌いだったはずの匂いなのに今日は、いい匂いに感じました」などという声を聞くと、とても嬉しいのです。

もっともっと、匂いについて考える時間が増えてほしい、暮らしの中に取り入れてほしいと願ってこの本を書きました。

いい匂いを知って、悪いニオイを減らす。

あなたの近くにいる人は、どんな匂いをしていますか？　あなたの会社は、どんな空間

ですか？　あなたの今いる場所は、どんな匂いがしていますか？

もっと心地よい時間が過ごせるような場にするのは、あなた自身のちょっとした香りの実践からです。今の空気をあなたから変えていきましょう。

最後に「私の本が読みたい！」とこの本を出すことに背中を押し続けてくださった、ＴＯＫＹＵ宮本雅浩・寛子ご夫妻に感謝を。他にも調香のワークショップを一緒に展開しているムーンリーフのスタッフ、夜中まで原稿のやりとりをしてくださった幻冬舎の袖山さん。皆様に多大なご協力を頂きました。本当にありがとうございました。

いい香りの習慣が幸せを引き寄せることにつながっていきますように。

２０１６年　春　　成田麻衣子

参考文献

・『興奮する匂い食欲をそそる匂い』新村芳人、技術評論社
・『「におい」と「香り」の正体』外崎肇一、青春出版社
・『アロマテラピー検定　公式テキスト2級・1級』公益社団法人日本アロマ環境協会
・『〈香り〉はなぜ脳に効くのか　アロマセラピーと先端医療』塩田清二、NHK出版新書
・『心を癒すスキンケアの科学』島上和則（農学博士）、中央書院
・『匂いのエイジングケア』五味常明、土師信一郎、有楽出版社
・『香りでダイエット』佐々木薫、池田書店

special thanks

・NIKKA（http://nikka-aroma.com）
・CoCo-Hico（http://coco-hico.com）
・imo DESIGN（http://www.imo-design.com）
・丸山歯科クリニック（http://maruyama-dentistry.com）
・しのざき治療院（http://ba-shino.jp）

著者略歴
成田麻衣子（なりた・まいこ）
1979年兵庫県生まれ。アロマセラピスト。合同会社MoonLeaf代表。
「いい匂いは、人を幸せにする」を座右の銘に、100種類の香りの中から3種類の香りを選び、その場で調香する「カオリヲツクリマス」を発信。資格取得講座から講師育成まで、活動は多岐にわたる。
http://moon-leaf.com

幸せを引き寄せる
「香り」の習慣

2016年5月10日　第1刷発行

著　者　成田麻衣子
発行者　見城 徹
発行所　株式会社 幻冬舎
〒151-0051 東京都渋谷区千駄ヶ谷4-9-7
電話　03(5411)6211(編集)
03(5411)6222(営業)
振替　00120-8-767643
印刷・製本所　株式会社 光邦

検印廃止

ISBN978-4-344-02935-4　C0095
幻冬舎ホームページアドレス　http://www.gentosha.co.jp/

この本に関するご意見・ご感想をメールでお寄せいただく場合は、
comment@gentosha.co.jpまで。